全民健康科普系列

和尿路结石说再见

吴松 主编

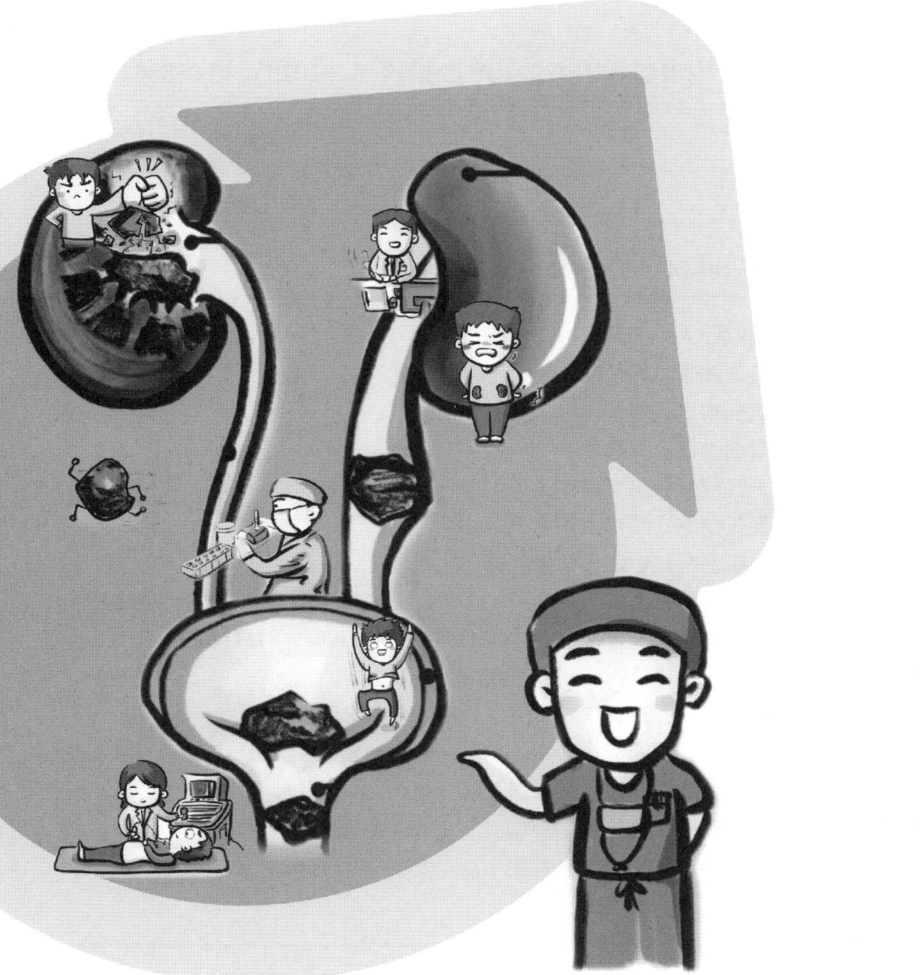

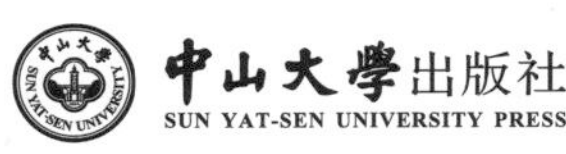
中山大學出版社
SUN YAT-SEN UNIVERSITY PRESS
·广州·

图书在版编目（CIP）数据

和尿路结石说再见/吴松主编. —广州：中山大学出版社，2020.4
（全民健康科普系列）
ISBN 978-7-306-06835-4

Ⅰ.①和…　Ⅱ.①吴…　Ⅲ.①尿结石—防治—普及读物
Ⅳ.①R691.4-49

中国版本图书馆 CIP 数据核字（2020）第 018062 号

HE NIAOLUJIESHI SHUO ZAIJIAN

出 版 人：王天琪
策划编辑：鲁佳慧
责任编辑：邓子华
封面设计：林绵华
责任校对：梁嘉璐
责任技编：缪永文
出版发行：中山大学出版社
电　　话：编辑部 020-84111946，84113349，84111997，84110779
　　　　　发行部 020-84111998，84111981，84111160
地　　址：广州市新港西路 135 号
邮　　编：510275　　传　　真：020-84036565
网　　址：http://www.zsup.com.cn　E-mail：zdcbs@mail.sysu.edu.cn
印 刷 者：广州一龙印刷有限公司
规　　格：787mm×1092mm　1/16　8 印张　155 千字
版次印次：2020 年 4 月第 1 版　2020 年 4 月第 1 次印刷
定　　价：58.00 元

本书编委会

本书编委会

主　编　吴　松

副主编　李伟东　黄桂晓　杨江根

编　委　（按姓氏笔画排列）

丁　娲　王　慧　王书鹏　甘　露　石　达
付　建　向　涛　刘金检　李云飞　李洁媚
杨紫怡　吴　朋　吴张松　邹世敏　张　璐
张文娟　张恩溥　陆冬冬　周子宇　郑　睿
赵　磊　钟明珠　段启林　夏邬超　黄　谋
崔香蕊　曾　静　蔡佳佳　裴士美　潘　剑
戴瑞祥

秘　书　郑　睿

插　画　刘凯茜

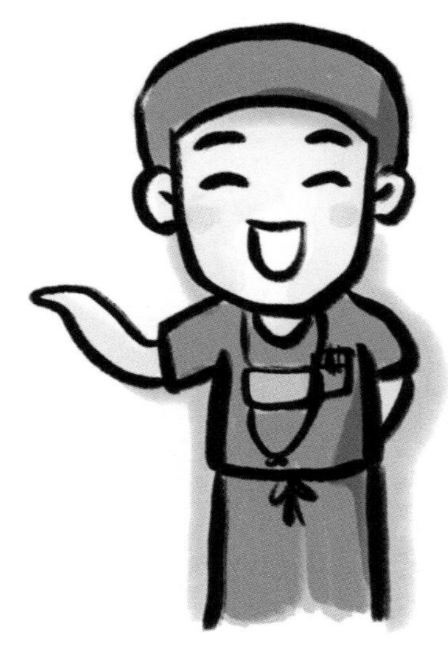

前　言

当前，我国尿石症的发病率持续增长。受生活方式、饮食习惯和全球变暖的影响，预计未来的尿石症发病率还会有进一步的增长。尿液中矿物质的过度饱和会导致肾脏内发生晶体的形成、生长、聚集和滞留，在尿道中产生"石头"，即肾结石或尿路结石。约 80% 的肾结石由草酸钙与磷酸钙混合组成。由尿酸、鸟粪石和胱氨酸组成的结石也很常见，分别占 9%、10% 和 1%。尿液中的某些相对不溶的药物或其代谢物也会过度饱和，从而导致在肾集合管中形成晶体。

结石是一种常见的疾病，5 年的复发率高达 50%。肥胖、糖尿病、高血压病和代谢综合征被认为是结石形成的危险因素；同时，结石患者也面临更高的高血压病、慢性肾病和终末期肾病的风险。随着疾病的进展和复发，与尿石症有关的治疗费用会持续增加。

目前，围绕结石的医学研究提示，不良的生活习惯和饮食习惯是造成尿路结石持续高发和复发的主要原因。结石症的高发生率和高复发率，给患者带来了极大的身心痛苦，也给社会造成了越来越重的经济负担。因此，本书的全体编者希望通过专业、精心的编写，使广大读者在阅读后对尿石症这一疾病的预防、诊断、治疗形成理性而全面的认识，养成健康有益的生活习惯，远离尿石症的困扰，实现我们临床医生在源头上减少尿路结石的美好愿景。

深圳大学泌尿外科研究所所长、泌尿外科诊疗质量控制中心主任

吴　松

目录 CONTENTS

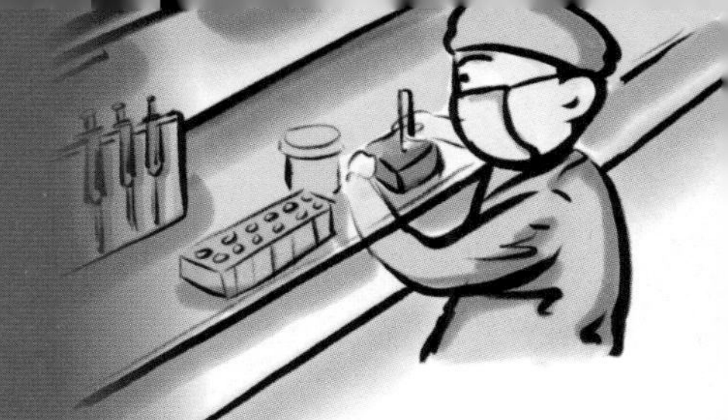

基础篇

病因篇

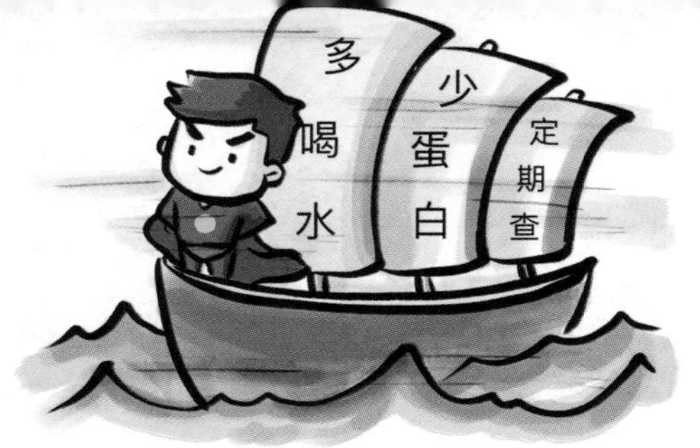

临床症状篇

目录 CONTENTS

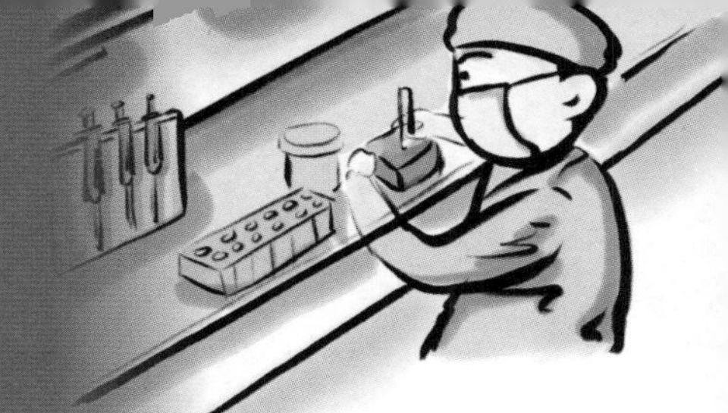

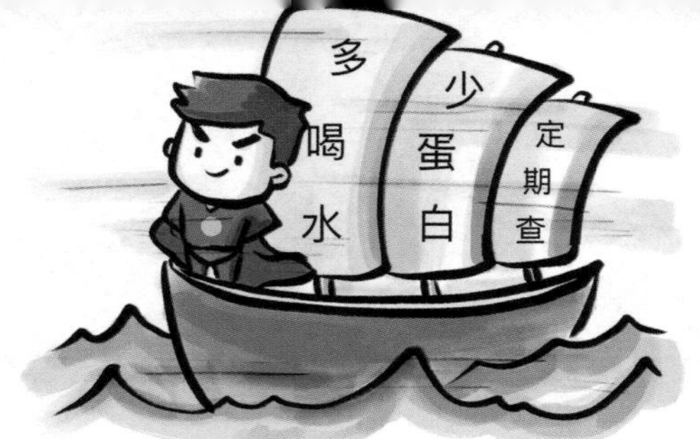

手术治疗篇

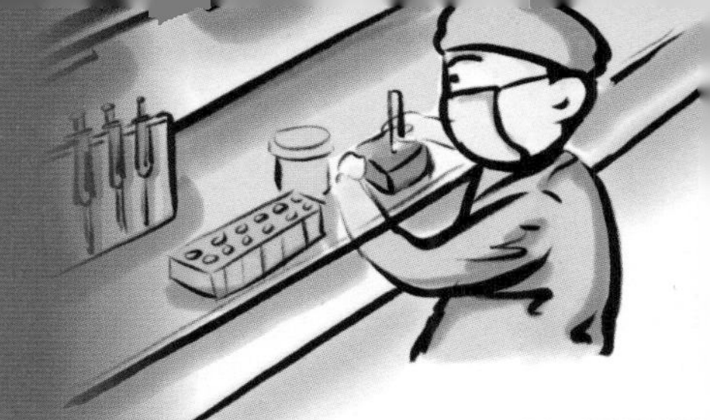

目录 CONTENTS

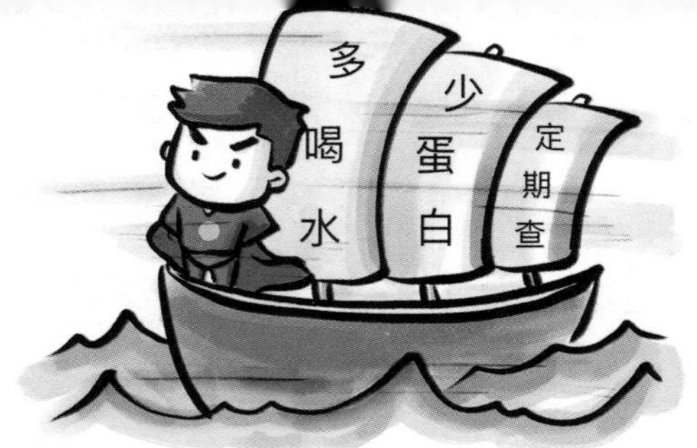

结石预防篇

目录

CONTENTS

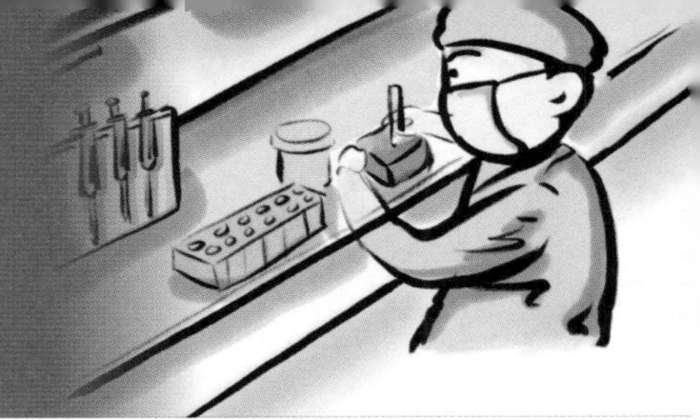

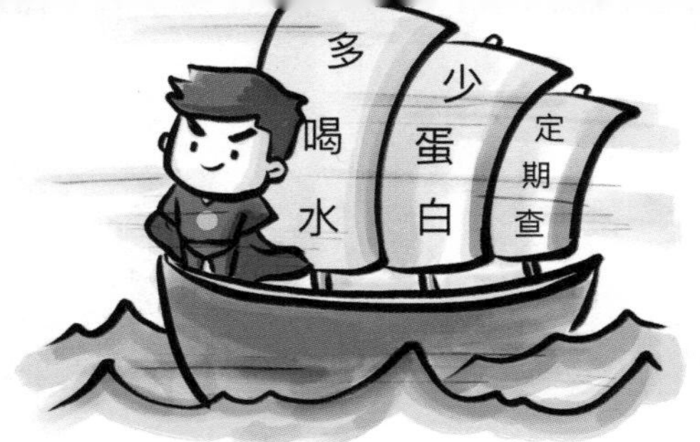
多喝水
少蛋白
定期查

基 础 篇

人体多奇妙，你知道哪些部位会长结石吗

随着社会的进步与发展，人们吃得越来越好，这使人们患脑血栓、肥胖、冠状动脉粥样硬化等疾病的概率增大，同时，结石也悄悄走近了人们的生活，尿路结石得到越来越多的关注。“医生为什么说我得了结石？我身体一向很健康，怎么就长石头了呢？”

结石是一种因机体内脂类物质或钙盐积累、异样矿化而成的物质。矿化本是人体牙齿、骨骼等生长发育的重要环节。如果这一矿化过程受到各种因素的不断影响，偏离正常生理过程，就容易形成结石。简而言之，结石是由1个核心和包裹在核心上的代谢物沉积构成。结石的中心可以是多种物质成分，如菌群及菌群代谢物、粪块或肿瘤异物、寄生虫的虫卵或成虫虫体，还可以是零落的细胞等。各种有机物或无机盐积累、包裹在结石中心上，就形成了结石，且结石会越长越大。结石可以发生在体内的导管腔或腔性器官，如鼻腔、眼结膜、喉部、胃肠道等。受累部位的差异，结石的大小、成分、质地、形态各不相同，对人体的影响也不一样。临床上较常见的结石发生部位是胆道系统和泌尿系统（图1－1）。

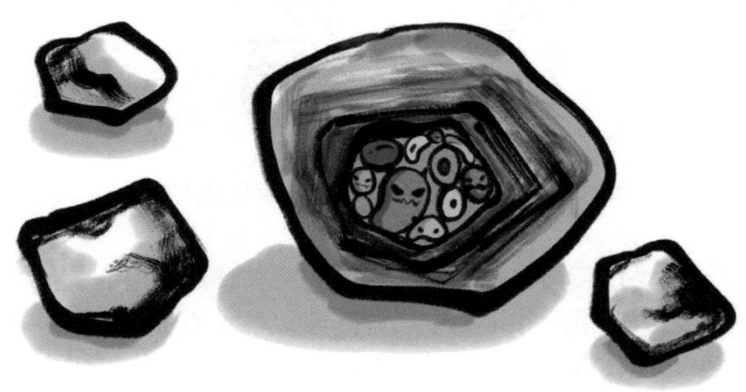

图1－1　尿路结石

2 中国哪些地区的人群更容易患尿石症

在我国，炎热高温的南方地区的结石多发，北方则相对较少。例如，广州、南海、顺德、东莞等珠江三角洲地带是结石病的高发区。长期待在炎热高温的环境下（图1－2），机体内的水分和盐离子以汗液的形式被大量蒸发出去，原尿中的离子浓度增高，尿内便会析出可以作为结石中心的结晶核。然后，以结晶核为中心，各种有机物、无机物层层堆叠，结石形成并逐渐变大。当它们经过机体管腔狭窄部位时，会发生嵌顿。不仅如此，强光中含有大量的紫外线，处在炎热高温地区的人们容易受到暴晒，过强的紫外线照射皮肤会加速人体维生素D的合成，促进钙的吸收。血钙浓度增高以后，原尿中的钙含量也增高。当大量钙质在泌尿系统经过时，也会导致含钙结石的发生。

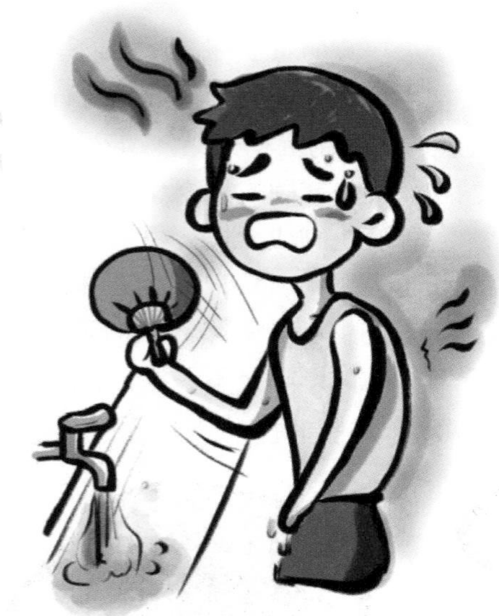

图1－2　高温条件下的人群更容易患尿石症

结石的发生不仅与南北地区的气候差异有关，还与南北地区的水质、饮食习惯不同有很大关系。我国南方一些丘陵地带水质中钙、钠等矿物质金属元素的含量高，这种富含矿物质金属的水我们称之为“硬水”。统计结果显示，居民长期食用这种高矿物质“硬水”后，其结石的发病率高于全国的平均水平。南方较之北方，南方的水系多且临海，水产品、海鲜类食物丰富。这些食物嘌呤含量高，喜食这些食物会导致尿酸含量偏高。统计学结果显示，临海城市居民的结石发病率普遍高于内陆城市的，可能是饮食习惯的不同而导致。此外，虾、蟹食用过多可能还会合并高尿酸血症而引发痛风等。

3 哪些人群易患尿石症

（1）性别。尿石症的发病率存在明显的性别差异。男性的发病率高于女性的发病率。无论是上尿路结石还是下尿路结石，都是男性患者多于女性患者。在多数国家中，尿石症的男女发病率之比为(2～3)：1。在没有明显代谢紊乱或泌尿系统异常的特发性尿石症患者中，男女性别发病率的差异高达(4～5)：1。男女两性尿石症在好发部位和尿石症的成分上也有差异。其中，上尿路结石患者以男性多见，男女发病率的比例为(2～4)：1。下尿路结石患者几乎全为男性，尤其以男童多见，老年男性次之，女性患者罕见。草酸钙结石患者多见于男性，磷酸钙结石患者多见于女性。流行病学调查表明，我国尿石症的发病率也有明显的性别差异，其性别分布的特点如下。

A. 男性尿石症患者普遍多于女性患者。男性患者除了在整体发病率明显高于女性患者，在每一个年龄阶段也都高于女性患者。男性患者多于女性患者的原因如下。

（A）男女泌尿系统解剖结构差异。

（B）男女两性的生活饮食习惯（如饮食量和饮食成分）、工作环境有差异。

（C）雄激素有促进草酸形成的作用，而雌激素能够促进尿液中枸橼酸的排泄。同时，雌激素还可以抑制甲状旁腺激素的活性，降低血钙和尿钙的浓度。孕激素也有同样的作用，但不如雌激素的明显。

（D）孕妇的尿液中，保护性胶体较多。

B. 上尿路结石患者的男女比例相近，或男性稍多于女性；而在下尿路结石患者中，男性明显多于女性。

C. 患者的性别差异逐渐减少。近年来，女性尿石症患者增多的原因可能与女性泌尿道感染的增加、社会经济地位的提高和社会心理因素的影响相关。

D. 尿石症患者的男女性别差异在城市和农村中的表现也不同。在农村，男性的发病率明显高于女性的发病率的差异可能与社会经济、生活水平和饮食习惯相关。

（2）年龄。尿石症可发生在任何年龄阶段，其发病年龄高峰在 25 ～ 40 岁。从年龄分布来看，男性尿石症的发病年龄呈单峰分布，年龄高峰在 30 ～50 岁；而女性患者有 2 个发病年龄高峰：25 ～40 岁和 50 ～65 岁，女性患者出现第 2 个高峰的原因主要是女性绝经后骨质疏松和雌激素减少，导致骨钙的重吸收增加，引起高钙尿症，以及尿液中的枸橼酸排泄减少。另外，随着时间的推移，尿石症患者的发病年龄有逐渐增大和集中化的趋势：① 30 ～50 岁者为尿石症的高危人群，可能与该年龄段人群的体力消耗大、体内环境及性激素的分泌代谢旺盛、出汗多、饮水少等成石因素增多相关；② 50 ～70 岁及 20 ～30 岁为中等层次发病的年龄区段。

我国尿石症患者的发病年龄高峰是 21 ～50 岁，该年龄段患者占尿石症患者总数的 67.70% ～ 89.62%。儿童尿石症患者占全部尿石症患者的 2.00%～3.00%，占同期小儿外科住院病人总数的 3.00% 左右。儿童尿石症以下尿路结石多见，发病年龄高峰在 4 岁以下；而上尿路结石患者无明显的年龄差异。

近几十年来，我国小儿上尿路结石发病率（图 1－3）有所上升，而下尿路结石的发病率急剧下降，但总的发病率呈逐步下降趋势。这可能与近几十年来，我国儿童饮食结构正在不断地优化，以及很多代谢性疾病尤其是先天性疾病已经在早期得到正确的治疗相关。据统计，我国 65 岁以上老年人尿石症的发病率为 2.00%，50 岁以上的尿石症患者占同期尿石症患者总数的 3.40%～22.39%。老年尿石症患者多见于男性，以膀胱结石为主，多与男性前列腺增生导致下尿路梗阻有关。随着我国人口老年化的不断提高，老年尿石症的发病率有增加的趋势。另外，近几十年来，我国尿石症患者的年龄构成随着我国社会经济状况的改变发生了明显的变化。其中，最主要的表现为中年尿石症患者逐渐增多，而小儿尿石症患者明显地减少。

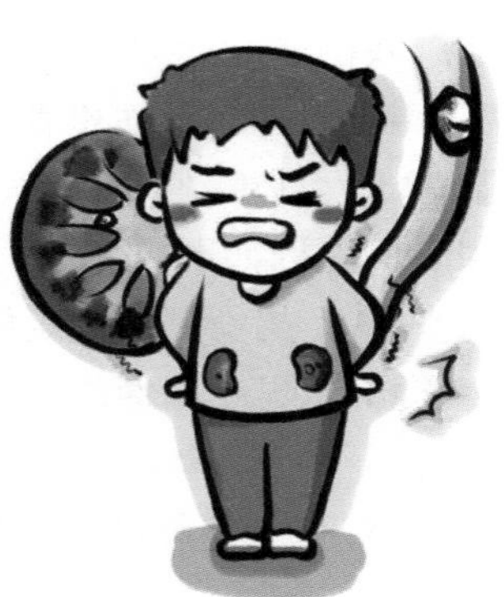

图 1－3　小儿尿路结石

4 哪个季节的尿石症发病率较高

在夏季，尿石症更容易发病（图1－4），主要原因如下。

（1）夏天温度高，人体易出汗。当饮水不足以补充出汗所流失的水时，尿液浓缩，尿液中离子浓度增高，晶体容易析出沉淀而形成结石。

（2）由于夏季天气炎热，日照时间长，在外出行时人们习惯穿着短装，使皮肤大面积地直接暴露于阳光下，受到紫外线直射，使体内合成活性维生素D增多，促进小肠钙离子的吸收。人体在环境中吸收的钙增多，为了维持机体内环境的平衡，排出的钙也就增多，钙质在泌尿系统慢慢沉积，形成尿路结石。

（3）果汁、冰镇啤酒等饮料在夏日特别受到人们的欢迎，但很多人不知道这些常见的饮品食用不当也会促进结石的发生。果汁中含有大量草酸，草酸是草酸钙结石的重要成分；大量饮用啤酒会产生快速利尿作用，在短时间内造成人体的脱水状态。

（4）夏季是很多水果和蔬菜成熟的季节，果蔬中草酸盐的含量较高，过量食用会导致尿中草酸盐排泄提高，从而慢慢形成草酸钙结石。

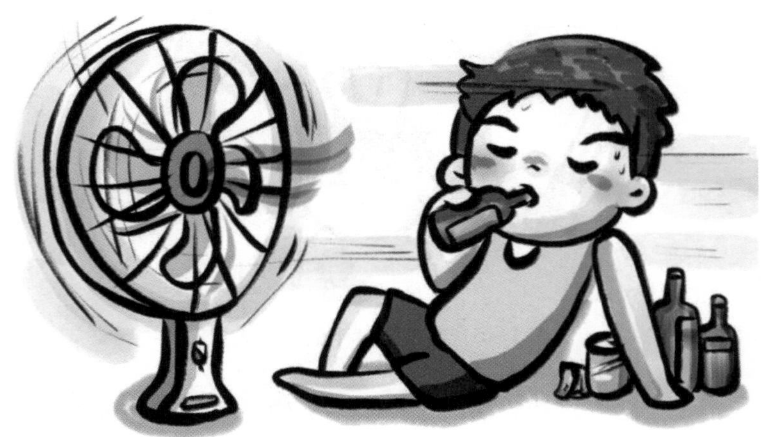

图1－4　在夏季，尿石症更容易发病

总之，尿液得不到稀释，尿钙和尿液中草酸含量增加，会促使尿路结石形成。

哪种职业工作者易患尿路结石

尿路结石的发病率与职业有密不可分的联系。

（1）司机。由于职业司机每天待在车上的时间比较长，行车中上厕所不方便，需要限制饮水量，并且时常憋尿，无法及时排泄，导致过量代谢废物沉积，最后形成尿路结石。

（2）白领。管理人员、办公室一族等群体长时间地应用电脑、久坐、缺少运动，易导致身体骨骼中的钙流失。被吸收入血后血钙浓度增高，钙离子经过肾小球滤过而出现在原尿中。原尿中钙质增多易产生结晶，出现尿路结石。

（3）高温条件下的工作人员（图1－5）。建筑工人、锅炉工、在高温车间工作的员工、餐厅厨师等，由于工作劳动强度大，工作环境差，大量出汗，致使小便量减少及尿液浓度增高而易患尿路结石。

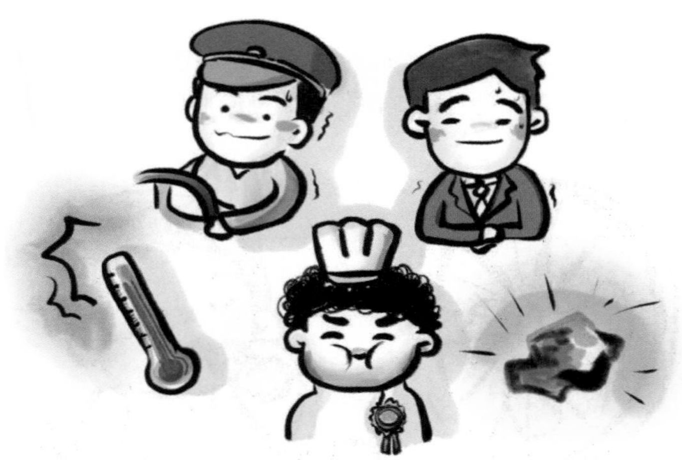

图1－5　高温条件下的工作人员

（4）需要接触肾毒性物质的工作人员。铍、镉这类强肾毒性物质会损害肾脏，长期接触会使肾结石发病率升高。

进一步比较从事以上工作的男性和女性，我们还发现，从事以上工作的男性又比从事以上工作的女性更加容易产生尿路结石，从解剖学上考虑是因为男性的尿路较女性而言，更长且弯曲，并容易受前列腺等男性生殖系统器官的挤压。

尿路结石并不可怕，它与生活方式有很大的联系。只要我们做到常多饮水、多运动，就可以预防结石的发生。如果真的查出患有结石，我们也不能因没有明显的不适症状而不去就医，结石患者早日医治才可避免的泌尿系统受到进一步损害。

6 尿路结石与生活习惯相关吗

尿路结石与生活习惯相关吗？答案是肯定的。一些不好的生活习惯会导致尿石症的发病率升高，如乳制品、肉类、海鲜等过量的摄入会增加患病率，乳制品会增加体内钙的吸收，肉类则会增加尿中尿酸的含量，大量食用菠菜等含草酸较高的食物、不爱饮水、经常憋尿等习惯都会增加尿路结石的形成。

尿路结石给患者生活、工作、精神上带来很多不利的影响，治疗的费用也不菲。因此，我们需要重视这类疾病，在未发病之前就做好预防工作，从根源上减少该类疾病的发生（图 1 –6）。

（1）在日常生活中要多饮水、及时排尿，机体可以通过排尿将各种细菌、体内代谢废物和致癌物质排出体外，避免了膀胱和肾脏受到损害。

（2）在日常生活中应该控制肉类、动物内脏、海鲜和富含嘌呤的食物的摄入，进行合理的饮食，适当地增加含富含纤维的食物的摄入，如燕麦等。这样有利于体内尿酸的排出。

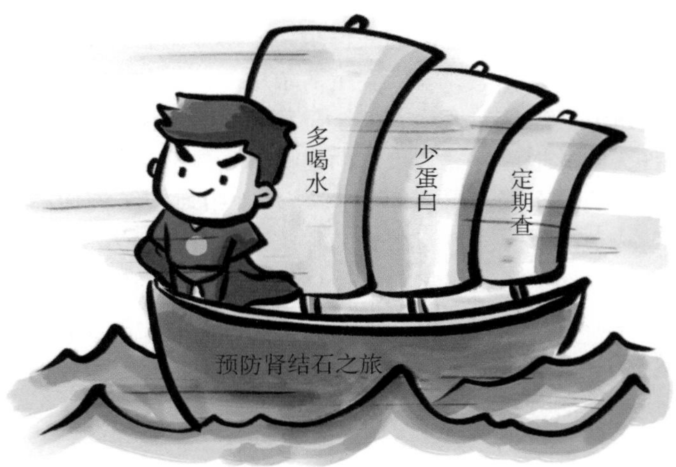

图 1 –6　尿路结石预防措施

（3）注意清淡饮食，少吃含盐量高的食品，合理控制盐的摄入。一方面，可以减轻肾脏的负担；另一方面，可以避免机体处于罹患结石的高危状态。此外，低盐饮食还有利于控制血压，这对高血压患者来说是一箭双雕的措施，有利于保持身体健康。

（4）少吃含糖量高的食物。这是因为含糖量高的食物进入人体后，人尿液中的钙离子浓度会相应地升高，尿的酸度及草酸含量也会增加。钙离子与尿酸、草酸结合，容易产生尿酸钙结石和草酸钙结石。

（5）晚饭要尽量吃早一点。这是因为进餐四五个小时以后，人体会迎来排钙的高峰期。如果在 20：00 以后进食，凌晨以后才会迎来排钙高峰，但此时的机体已经进入深度睡眠状态，多余的钙质不能及时排出，钙质只能停留在尿道中。未能及时排出的钙质在体内易形成不溶于水的结晶，这就为尿路结石的发生提供了条件从而诱发结石。

尿路结石与生活环境相关吗

近 10 年来，我国尿石症患者数量逐年上升。这些新增加的结石患者，除了自身可能有代谢性疾病，其生活环境和生活方式也不容忽视。在环境温度较高的区域，机体内的水分极易被蒸发掉。被蒸发的水分于机体而言属于低渗透压，此时存留在体内的液体则处于相对的高渗透压状态。肾脏在高渗透压状态下会进行一系列的调节来维持体内的平衡。结果是排出体外的尿量会急剧地减少，尿液发生浓缩，尿液中各种离子成分增多，容易形成结石。生活在水中钙、磷含量高的地区的人群也易于形成结石。不仅如此，尿路结石的形成与很多的因素相关，如社会生活条件等。例如，物质生活丰富、生活条件好的经济发达地区，发生在肾、输尿管的上尿路结石的发病率较高。而在生活条件欠缺的地区，这类疾病的发病率则较低。曾家元等在《185 例尿路结石患者结石成分及分布特征分析》一文中对 185 例尿路结石患者的结石标本进行成分测定，并且对患者的临床资料进行相关分析，他们给出的建议是：九龙坡区尿路结石患者应该包括通过适量增加饮水量来增加尿液的排出，建议食用一些低蛋白、低尿酸、低草酸的食物，避免过多摄入维生素 C；还应注意随访，遵循医嘱，合理服用药物。他们提出的预防注意事项提示了生活环境和生活方式影响尿路结石的形成和发展（图 1－7）。

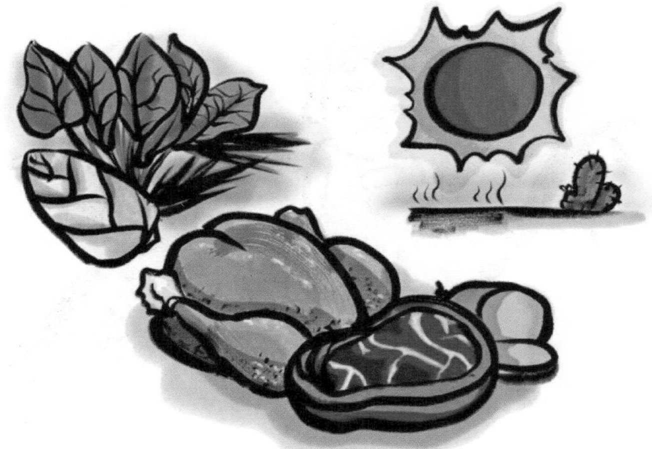

图1－7 尿路结石与饮食

尿路结石会遗传吗

尿路结石的相关因素有很多，地域是其中的因素之一，不同的地区、不同的人种患结石的概率也不尽相同。在美国土著人、美洲大陆和非洲大陆居住的黑人及以色列人中，较少发现患有尿石症的人；而亚洲地区的黄种人和某些北方冰冷地区的白种人的患病率相对较高。显而易见，皮肤较黑的人种比其他人种的发病率低。学者认为，这是由于黑色皮肤能够减少人体受紫外线的影响从而减少维生素 D 的生成。也有学者认为黑色人种尿钙和尿磷的含量均较低，因此，他们患尿路结石的可能性更小。

李国来和杨立新在《家族性肾结石的遗传分析》一文中提到尿路结石有明显的家族聚集性，有母系遗传倾向（图1－8）。

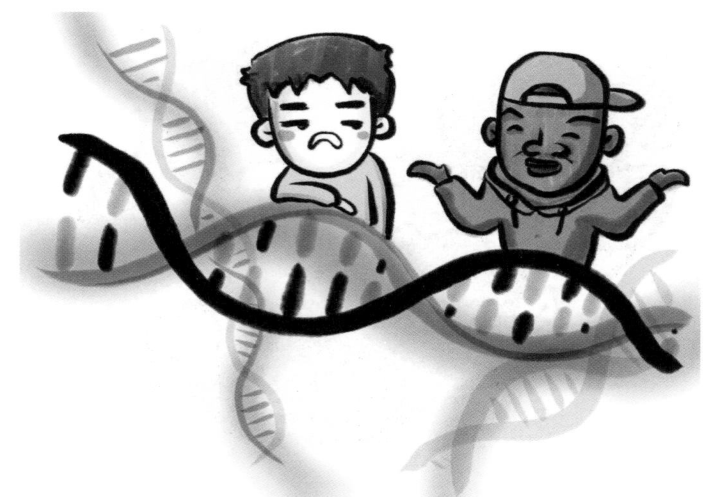

图1－8　尿路结石与遗传

9 尿路结石最容易卡在哪个部位

肾结石和输尿管结石容易卡住的部位是不一样的（图1－9）。尿路结石的分类如下。

（1）肾结石。肾结石的发生部位多在肾盂，但结石容易堵在肾盏和肾盂与输尿管连接部，因此，于肾结石的发生部位而言，肾盂结石、肾盏结石要比肾实质结石多得多。

（2）输尿管结石。输尿管是流通的管道，其内形成的尿盐晶体可以随尿液一起进入膀胱，因此，输尿管并不容易产生原发结石。但当输尿管的流通性遭到破坏，尿液受输尿管狭窄、憩室、异物等不利因素的影响，发生梗阻而不能顺利排出时，潴留在输尿管内的尿液会引发感染，结石则同感染相伴而生。临床中，我们见到的输尿管结石多是来自肾脏，肾脏本身的小结石或因体外碎石机碎石后随输尿管移行，在输尿管的狭窄部位发生嵌顿。输尿管结石多为一侧发病，左、右侧输尿管发生的比例相同，双侧输尿管结石在全部输尿管结石中的比例不足10%。输尿管结石常见于以下部位：①肾盂和输尿管相连接的部位；②输尿管跨越血管的部位；③女性输尿管通过子宫阔韧带的基底部，男性输精管超越输尿管处；④输尿管膀胱壁段。

（3）膀胱结石。根据结石来源，膀胱结石可分为原发性膀胱结石和继发性膀胱结石。原发性膀胱结石是指结石的原发部位在膀胱，这类结石可见于10岁以下的小儿，典型的临床表现是患者于某一站立位排尿时会出现排尿突然中断，当转换体位时则排尿顺畅，这可能与结石在膀胱内的位置发生改变有关；继发性膀胱结石则是指膀胱里面的结石来源于肾脏或者输尿管。上尿路引起的继发性膀胱结石由上尿路移行至膀胱，所占的比例较少；下尿路引起的继发性膀胱结石多与泌尿系统梗阻、感染、肿块堵塞等因素相关，如老年男性的前列腺增生、各种泌尿系肿瘤的占位阻塞。

（4）尿道结石。根据结石在尿道里的具体部位，尿道结石可以分为前尿道结石和后尿道结石。一般而言，我们将出现在尿道海绵体部的结石称为前尿道结石，而将出现在前列腺部和腹部的结石称为后尿道结石。尿道结石大多并非原发在尿道，而是来源于膀胱及膀胱以上的泌尿系统。例如，肾结石、输尿管结石或膀胱结石随着尿液流动到尿道，此时，我们将其称为尿道结石，这类结石属于继发性结石。尿道结石相较其他尿路结石少见。与其他尿路结石的发病率相似，在尿道结石的患者中也是男性多于女性。

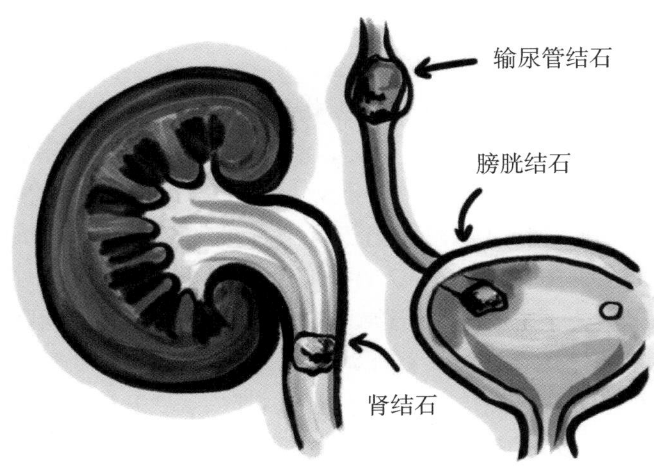

图1-9　尿路结石的位置

病 因 篇

尿路结石是如何形成的

我们可以把肾比作一个大房子，输尿管相当于一条连通这所大房子的门的封闭通道。对尿路结石的形成原因如下。

（1）晶体诱导肾损伤学说。晶体在肾滞留的原因之一是肾组织的损伤反应，这个理论最主要的证据是动物模型和组织培养的实验结果。实验诱导的高草酸尿促使肾上皮细胞发生细胞损伤，相关酶的排出增加。这些酶有N－乙酰－β－氨基葡萄糖苷酶、γ－谷氨酰转肽酶和碱性磷酸酶。草酸盐诱导损伤的原理主要是产生活性氧（reactive oxygen species，ROS）和继发性的脂质过氧化，活性氧和过氧化可以损伤细胞膜（草酸盐相当于一个坏人，把装有许多物质的封闭屋子的门砸坏，屋子里的东西就跑到不属于它们的地方去了，好的东西放错了位置，就变成坏的了）。ROS 在正常情况下可以被内源性抗氧化物质清除（这就相当于可以内部自我消化，让 ROS 待在屋子里出不来）。然而，过度 ROS 的产生将超过抗氧化系统的负荷（屋子里人满为患，都想出去，于是就把屋子给破坏了），导致氧化应激和肾损伤。除了产生 ROS，草酸盐还会增加一些尿液大分子的基因表达和产生（草酸盐这个坏人不但想从外面破坏这个门，还想从内部、从一开始建房子的砖头上搞破坏），如磷脂酰丝氨酸、骨桥蛋白和透明质酸的生成，这些物质均能调节晶体与肾上皮细胞的黏附。

晶体黏附和沉积诱导肾间质炎症（其作用相当于一个“水滴”，经年累月滴在门上，导致门上出现反应）。伴随巨噬细胞的迁移（“水滴”会携带其他的物质，这些物质亦非“善类”），巨噬细胞释放肿瘤坏死因子 α（tumor necrosis factor-α，TNF-α），而 TNF-α 导致一些基质金属蛋白酶（matrix metalloproteinase，MMP）表达增加（水滴携带的东西会使门被侵蚀得更快一些）。MMP 是主要的基质降解酶，在侵蚀动脉粥样硬化斑块中有一定作用。因此，有人认为，MMP 在侵蚀或溃疡肾乳头表面上皮下沉积中起相似作用，产生结石形成的病灶。尽管这些研究提出草酸盐在肾结石形成中的作用，但实验使用的晶体诱导肾损伤模型遭到质疑。在最普通的模型中，给予大鼠草酸盐前体——乙二醇（ethylene glycol，EG）以诱导草酸尿，实验动物产生晶体尿和草酸钙沉积，伴随肾小管损伤。实验模型很好地再现了严重高草酸尿（如原发性高草酸尿）可见的变化，但这仅是自发性草酸钙结石形成中并不常见的一种情况。

（2）管腔游离颗粒、固定颗粒、游离固定结合型学说。

A. 游离颗粒型学说。游离颗粒型学说认为，结石形成的始动因素是管液中的草酸钙处于超饱和状态。草酸钙在尿液中一旦成核，在通过肾脏的其他部位时，可以生长、聚集。如果此过程发生得足够快，一些关键的晶体颗粒就会形成。而且，当达到一定的体积时，在集合管内受挤压前，就会在肾小管的一些狭窄处停留。一旦颗粒停留，颗粒就会持续生长，直到结石形成。

B. 固定颗粒型学说。1978 年，Finlayson 和 Reid 利用简式的肾脏数学模型来进行计算。结果显示，在尿通过肾脏的短时间内，上述的过程不可能发生。根据他们的模式，他们认为单一结晶在集合管内受压前，并无足够的时间可形成足够大的颗粒而停留，很小的草酸钙的核的形成是因为小管液中的草酸钙超饱和，由于结晶的作用、感染或其他原因的细胞坏死引起肾上皮细胞位点的损伤，这个损伤点就成了小管液中的草酸钙过度的超饱和所析出来的结晶核的黏附点。他们将此称为结石形成的固定颗粒模型。

C. 游离固定结合型学说。1994 年，Kok 和 Khan 重新评估了 Finlayson 和 Reid 的结石形成模型，并且纠正了一些原始模型中的错误。Kok 和 Khan 又结合了一些新的关于肾小管管径和通过小管尿流率的证据，基于这些修改的模型，他们的结论是：原则上，他们依然同意 Finlayson 和 Reid 的发现，但他们又认为，在特定的情况下，当草酸钙结晶在肾脏内始动后通过其他部位的肾小管时，结晶可以发生黏附，此时，游离颗粒模型也是可行的。因此，该学说基本上是游离颗粒模型和固定颗粒模型的结合。

综合上述的 3 个学说，可得出这样的结论：在正常情况下，单个晶体在尿液转移 3～4 min，其生长到足够大的体积并滞留的可能性非常小；在此过程中，要么是因晶体的聚集（只要有结晶的黏附聚集，游离颗粒模型的机制就可能存在），要么存在一些因素，能够延长晶体在尿液转移的时间，否则，结晶不可能滞留。Robertson 引入 3 个新的可能导致晶体通过延迟的流体因素：①靠近小管壁的液体阻力；②靠近小管壁的颗粒受到的管壁阻力；③小管段内颗粒的重力影响。引入这 3 个因素后，再从数学模型的结果分析，发现游离颗粒和固定颗粒学说都有一定缺陷。

（3）肾乳头内直小血管的损伤学说。Low 和 Stoller 介绍了一种新的肾结石形成的学说，他们认为，结石的形成是在肾乳头最内区域直小血管内的现象。肾乳头的血管系统损伤，继发的修复导致钙化的动脉粥样硬化性反应，钙化逐渐侵蚀到肾乳头，成为结石形成的病灶。

另外，一些研究已在肾结石内鉴别出游离性的酯化胆固醇。这个理论建立在多个流行病学、临床、生理和解剖观察的基础上。然而，尽管这个理论似乎很有吸引力，但没有被 Evan 等在对结石患者的研究中证实。实际上，自发性草酸钙结石患者 Randall 斑发生的部位，即乳头组织（包括直小血管）是正常的。

（4）尿液抑制因子不足或异常学说。尿液中的成石抑制因子浓度较正常人的低，被认为是结石发病机理的一个重要机制。成石抑制因子有：①尿液枸橼酸盐。尿液枸橼酸盐是结石形成的抑制剂，通过结合钙来降低过饱和且抑制钙晶体的成核和生长。枸橼酸盐在结石患者的代谢评估中需常规检测，枸橼酸盐值的降低被认为是结石形成的风险之一。②TH 蛋白。TH 蛋白是一种水草酸钙聚集的抑制蛋白，为肾脏中的一种特异性蛋白，对肾脏疾病的诊断有一定价值。在草酸钙结石患者中，TH 蛋白主要以自聚集方式存在，这种方式的存在降低了 TH 蛋白本身抑制结晶聚集的功能。③肾钙素分子。肾钙素分子也是抑制尿石形成的主要因子之一，患者肾钙素缺乏 γ－羧基谷氨酸，导致抑制尿石形成的功能下降。④结石抑制因子。在男性结石患者中，结石抑制因子发生了变异。但由于结石抑制因子数量多，很难确定哪一个是最重要的因素。目前，检测结石抑制因子和抑制因子替代疗法，如枸橼酸盐检测，都不是常规肾结石处理方法。

（5）肾解剖异常致肾内尿潴留学说。肾内尿潴留被认为是肾解剖异常患者结石形成的病原学因素。解剖异常有肾盂输尿管移行部梗阻、肾盏憩室、马蹄肾和髓状海绵肾等。由于肾解剖的变化，导致尿液中晶体滞留，尿液感染风险增加。但是，肾内尿潴留作为单一的发病机理仍被质疑。一些研究者发现，这些患者的代谢异常在结石发展中的作用更突出。Matlaga 等在最近的研究中发现憩室结石患者的尿液风险评估与草酸钙结石的相似，提示憩室结石也存在代谢性病因。然而，憩室的尿液草酸钙的过饱和程度明显较肾盂内尿液的低，此项结果支持尿潴留在肾盏憩室的结石发病机理中发挥的作用。因此，解剖异常的患者可能是代谢和肾内尿潴留共同作用形成肾结石。

（6）肾钙斑（Randall plaque）学说。Alexander Randall 在 19.6% 的个体

中观察到肾乳头尖有钙盐沉积。这些被他称作斑块的沉积由磷酸钙组成，位于间质，在管腔内没有发现。Randall 认为这些斑块的区域是草酸钙生长成石的理想之处。

于肾结石发病机理而言，对特发性草酸钙结石患者的研究十分关键。特发性草酸钙结石患者的定义是：除特发性家族性高钙尿外，患者没有任何系统性原因而形成草酸钙结石。使用高分辨数码摄像技术观察发现，这些患者均有 Randall 斑。这种不规则的白色的损伤常位于乳头尖部，与 Randall 起初所述的一致。以正常人作为对照组，发现 Randall 斑在正常人中非常少见。

Evan 等接着以金属置换技术来进行组织学检查，发现斑块由钙盐组成，起源于亨氏袢细支基底膜。这些沉积一般定位于内髓质间质区，伴随亨氏袢细支到尿路上皮的表面。高分辨图像显示，可在基底膜上鉴别出约 50 nm 的晶体。正常的晶体出现在亨氏袢细支，与乳头尖间质区 1 型胶原束紧密相关。

（7）取向附生学说。取向附生学说也是结石形成机制中较重要的学说之一。取向附生学说实际上是一种特殊的异质成核，附生是一个物理过程，指的是如果一个晶体在结构上与另一种晶体的相似，第二个晶体可以在第一个晶体上面成核和生长（同“物以类聚，人以群分”）。在某种成分的过饱和尿中存在与其不同的另一种结晶时，如果这两种晶体的晶格相似，那么在过饱和溶液中，成石成分就会在后者现有的晶面上定向生长，即取向附生，同时，也可根据这种取向附生机制来解释为何尿路结石多为混合成分。取向附生在晶体生长中的作用仍然存在争议，但如果尿液中引起沉淀的盐仍然过饱和，晶体核就会形成更大的晶体。晶体核出现在水溶液中，化学和电的作用导致的晶体间的相互碰撞会引起晶体聚集。

总之，结石成因分为很多种，类比为房子的话，就是房子的外部因素和内部因素导致。内部因素有房子里面的水管问题，里面的构造有问题，里面的人太多等；外部因素主要是房子外面通道有问题，房子的门被破坏等。

11 尿石症是病吗

尿石症是泌尿系统常见的一种疾病，尿路结石是肾结石、输尿管结石、膀胱结石和尿道结石的总称。尿石症的病因有很多，主要与地域、饮食习惯、饮水习惯、家庭遗传等因素相关。尿液中的结晶析出的原因有很多，主要分为两类：一类是尿液中的晶体物质浓度升高；另一类是尿液中某些物质的溶解度降低，小结晶在局部生长、聚集，最终逐渐形成结石。这类疾病常见的临床表现有腰痛、血尿、脓尿等，甚至出现泌尿系统以外的症状，如腹痛、呕吐等。这类疾病在治疗方面需要根据不同的个体、不同的病史进行针对性的治疗，如药物治疗、手术治疗等。在疾病的预防方面可以主要从饮食方面入手，减少高蛋白、高核酸、高热量食物的摄入，适当地饮水，多摄入富含纤维的食物。

12 尿石症的临床症状主要有哪些

人们常常将尿石症与疼痛联系在一起，事实上，尿石症患者的临床症状不仅仅是疼痛，有些患者还会出现其他的临床症状，如血尿、脓尿等，甚至可能完全没有疼痛和不适感，具体的临床症状与结石的特征有关，例如，结石大小、形状和结石所处的部位等不同都会导致不一样的临床症状（图 2－1）。

（1）剧烈疼痛。当结石卡在输尿管内或在输尿管内移行时，尿液不能正常地流经输尿管而在泌尿系统内积聚，尿路和输尿管壁内的压力增加，造成剧烈疼痛，这被称为肾绞痛，疼痛的程度相当于女性分娩。对于肾结石患者，肾绞痛多为发生在腰部和腹部的锐痛；对于输尿管结石患者，由于解剖部位的关系，他们还会感觉到腹股沟或大腿疼痛，男性患者还可能感到睾丸疼痛。肾绞痛属于急症。若出现高热、剧烈疼痛等，应联系家庭医生或最近的医院，及时处理，以减轻剧烈疼痛。

（2）钝痛。结石可引起反复性的腹部和肋骨下方的钝痛。由于腹部脏器很多，钝痛也可能来自其他疾病，患者需要接受全面的医学检查来进行鉴别诊断，以确定疼痛的病因。

（3）血尿。长期存在于泌尿系统中的结石对机体来说属于一种异物，能够引起泌尿系统的感染，也可以磨损肾和输尿管的黏膜，因此，结石患者会出现镜下血尿或肉眼血尿。我们可以从血尿的严重程度直观地看出肾、输尿管黏膜的受损伤程度。当然，血尿这一症状并不只出现在尿路结石的患者身上，其他的疾病（如肾盂肾炎、肾小球肾炎等）也会导致血尿。

（4）脓尿。尿石症常伴有感染，两者相互影响、相互促进，形成恶性循环。当肾结石和输尿管结石患者并发感染时，会出现高热、腰痛、脓尿等，有些患者可能还会出现尿频、尿急、尿痛的膀胱刺激征，患者的日常生活和工作受到严重影响。

（5）其他症状。尿路类似下水道。当下水道被阻塞时，水就难以排出。同理，当结石堵塞在尿道的某个部位，导致尿液难以排出，会影响机体的正常功能，例如，可以引起肾积水、肾功能不全等。泌尿系统以外的症状如呕吐、贫血等，也可能会出现在尿石症患者的临床表现中。

（6）无症状。有些体积较小的结石可以不引起任何不适，它们被称为无症状结石。这些结石可以不引起身体不适，除了因为它们本身体积小，还因为它们停留的部位在肾下部或附着于输尿管壁上。这些部位不容易阻塞尿流。无症状结石通常是患者因其他疾病而就诊时，在医院做影像学检查的过程中被偶然发现。

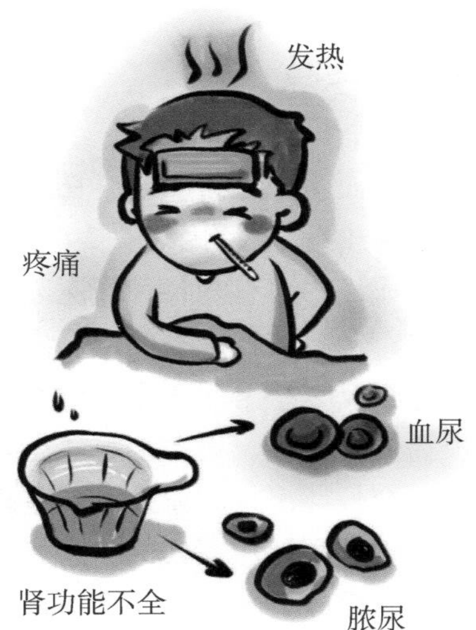

图 2－1　尿石症的临床症状

水质与尿路结石相关吗

饮用水的水质与尿路结石的发生、发展之间的关系尚不明确。尿路结石的发生与很多的因素相关，是人体内部因素与外部因素共同作用的结果。陈冠林等认为，饮用水的硬度过高，会增加尿石病的发病率。他们统计了饮用深井水和山泉水的人群的发病率，发现饮用深井水的尿路结石发病率是饮用山泉水的5倍左右，且具有统计学意义。铁、锌、钙、镁在深井水中的含量比在山泉水中的高。他们的研究指出，水中的镁、钙比例较高，结石病的发病率会较高；反之，结石病的发病率会较低。然而，马腾骧等的研究则表明饮用硬度较低的水，结石病的发病率反而上升。两项的研究结果刚好相反，其中的原因可能是随着水的硬度、镁和钙的含量增加，抑制结石形成的尿枸橼酸盐含量也随之增加。

综上所述，到目前为止，仍然没有权威性的研究，能够指出饮用水水质与尿路结石形成相关。对两者之间的联系需要进一步的、符合现代流行病学研究方法的科学探索。

尿路感染会引起尿石症吗

尿路感染与尿路结石相伴而生、互为因果（图2－2）。

（1）尿路结石是尿路感染的重要诱因之一，主要机制为：①结石导致尿路梗阻，尿液难以排泄，尿液中含有的各种代谢废物滞留于体内过久会引发尿路感染。②磷酸镁铵结石和磷酸钙结石的成分中常常包含细菌。在此类结石未能排出前，细菌会导致反复感染的发作。此类感染难以受到控制，并呈现进行性，逐渐发展成为慢性炎症。很多结石病患者会出现感染症状，有些感染症状严重的患者甚至会长期出现脓尿。而那些感染症状不严重的结石病患者，或除了感染没有出现血尿疼痛等其他临床症状的结石病患者，常常轻视这种感染症状，没能做全面的身体检查，从而造成结石病的漏诊。

（2）尿路感染的反复发生，使尿路中的细菌团块和各种炎症坏死物质堆积，形成感染性结石。尿路结石与尿路感染密切相关，结石可以引发感染，感染反过来又会促进结石不断长大。尿路感染导致尿路结石的作用机制一般有以下几点：①最常见的机制是感染的细菌团块及其引起的坏死组织、脓栓等形成结石的核心，尿路中的其他成分沉淀富集在此核心上，结石便会慢慢长大。②一些产氨细菌能将尿素代谢为碱性很高的氨，使尿液 pH 升高，尿液变成碱性，磷酸盐在这种碱性环境中容易沉淀而形成磷酸镁铵结石（又被称为“鸟粪石”），这是一种典型的感染石。③尿路的炎症会产生一些有机物质，这些成分会打破正常情况下尿液环境中的晶体与胶体平衡，形成不稳定的物质而沉淀下来，继而形成结石。

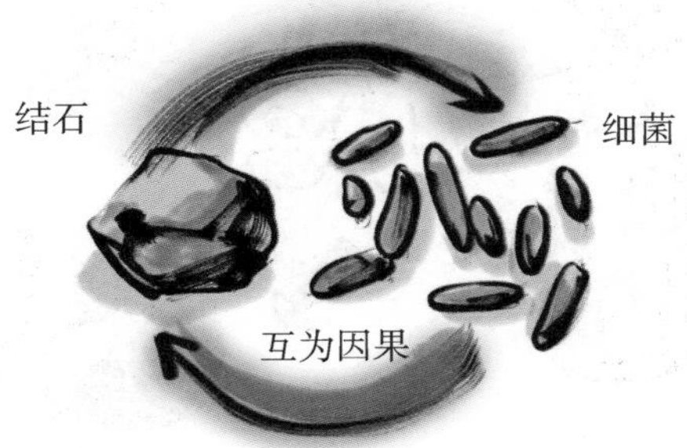

图 2－2　尿路结石与尿路感染互为因果

吃海鲜会引起尿石症吗

海鲜食品吃多了容易导致结石的产生。若同时进食海鲜食品和啤酒，则更容易导致结石的形成（图 2－3）。蔡书宁发文表示，海鲜类食物含有大量的嘌呤成分，这些成分在贝壳类海鲜中尤为多见。大量嘌呤在体内代谢后产生尿酸，这些尿酸在血液中会与钙质等成分结合后析出，形成结石。日常生活中，我们常常会在吃海鲜的同时畅饮啤酒，这两类食物在进入体内之后会发生化学反应，导致血液中尿酸的含量急剧升高，甚至超过机体对尿酸的代谢水平。大量尿酸会使患结石病的概率大幅增长，因此，海鲜和啤酒同时食用的副作用效果是“1＋1＞2”。根据患者体内结石成分的不同，结石病患者在饮食中需要注意的事项也不同。尿酸结石的患者要注意少食用海鲜、河鲜、动物内脏和牛羊肉等富含高嘌呤的食物；若结石类型是草酸盐结石，患者则应当注意少吃菠菜、韭菜等含有较高草酸成分的蔬菜水果。

总而言之，结石病患者应注意减少富含嘌呤和草酸食物的摄入，高热量、高蛋白的食物也应注意节制，千万不要暴饮暴食。此外，鱼、虾、蟹等海鲜产品中含有很高的嘌呤，过多食用会导致痛风的发作。因此，减少海鲜的摄入，可以有效地预防痛风发作。平时生活中我们要多饮水、多运动。多饮水可以增加尿液的排出，多运动则能促进肠道蠕动，这些都可以促进机体将代谢废物排出体外。

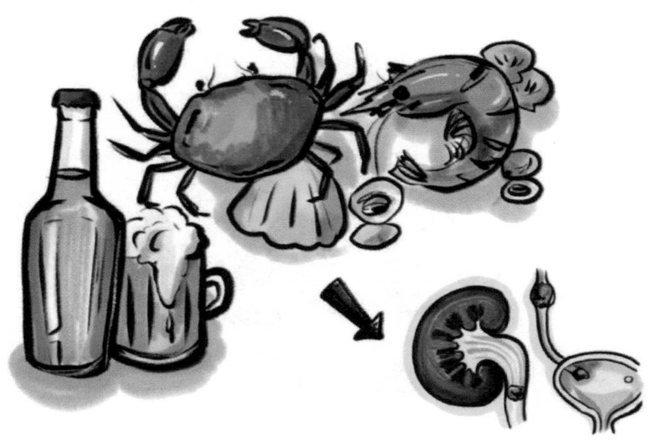

图 2-3　海鲜与尿路结石

16 “三高”饮食会引起尿石症吗

“三高”饮食（即高糖、高嘌呤、高脂饮食）不一定会引起尿石症，但在一定程度上，有“三高”饮食习惯的人患上结石病的概率明显较健康饮食习惯的人的高。

（1）高糖饮食。糖是人体的重要营养物质，可以为机体补充足够的能量。机体每天都需要进行适量的能量补充。机体所需的能量主要是从一日三餐中获取。适量的能量是机体维持正常活动所必需的，但一次性糖类摄入过多会为结石的生长提供适宜的条件。正常人和结石病患者在口服 100 g 蔗糖 2 h 后，可发现其尿液中钙和草酸钙浓度有所上升；如果换成服用具有促进钙吸收的作用的乳糖，则体内草酸钙浓度能上升得更明显，使尿路结石的形成加快。

（2）高嘌呤饮食。嘌呤广泛存在于核酸中，是一种生物碱，在肉类食物中含量较高。嘌呤的主要作用是参与蛋白质合成过程中的 DNA 转录及 DNA 合成过程中的复制，同时，也是核酸代谢的中间产物，在体内经过一系列的化学反应，最终代谢生成尿酸。体内尿酸的水平与尿酸的产生量和排泄量相关。尿酸长期保持过高水平，容易引起高尿酸血症，在严重情况下会引发痛风。一般情况下，我们将每 100 g 食物中含嘌呤达到 150 ～500 mg 的食物称为高嘌呤食物，如动物内脏、海鲜、豆类等。长期的高嘌呤饮食习惯加上嘌呤代谢失衡，极易导致外源性嘌呤摄入过多，从而引起血尿酸水平升高。尿酸与尿液中的草酸盐发生沉淀后形成草酸盐结石。

（3）高脂饮食。高脂饮食即日常膳食中脂肪摄取过量。目前，饮食中的脂肪主要来源于食用的油脂、肉类和坚果等，其中，食用油脂中脂肪的含量接近 100%，肉类和坚果类的脂肪含量也极为丰富。高脂肪食物有动物脂肪、油炸食品、面包糕点、坚果等。当饮食中的脂肪摄取过量时，脂肪会结合肠道中的游离钙，导致可结合钙明显降低，从而使草酸盐含量相对过剩。此时，倘若机体的排泄功能出现障碍，如排汗量多、饮水量少、排尿量少等，那么，形成尿路结石的风险极大。另外，我们不建议服用过量的鱼肝油来作为日常生活保健。鱼肝油中维生素 D 的含量非常丰富，能够促进肠黏膜对钙、磷的吸收，增加血液中钙、磷的含量，肾毛细血管中含有的浓度相应地也会增高，导致沉淀更容易发生，在尿路中形成结石。

尿路结石与盐摄入量相关吗

在日常膳食中，盐摄入过量是尿钙排泄的主要影响因素之一。尿中的钠排出越多，排出的钙也随之增加。尿钙增多是结石形成的适宜条件，因此，高盐饮食会引起钙的负平衡，加大尿路结石形成的概率。高盐饮食会增加肾脏的负担，对预防尿路结石的形成和治疗尿路结石药物在体内的代谢造成一定程度上不良影响，这些因素不利于细小结石的溶解、排出。减少盐的摄入量不仅可使尿钙排泄量增加 34%，还可使尿枸橼酸盐（为一种防止草酸钙结晶的因子）水平降低。有证据表明，降低每日盐摄入量（WTO 推荐日摄入盐量约为 6 g/d）对高钙尿草酸盐肾结石患者有益。因此，明确限制盐摄入量对预防钙性肾结石的发生或复发是非常必要的。

尿路结石与饮茶、饮用咖啡相关吗

科学研究显示，大量饮用浓茶和咖啡将增加尿液中的草酸浓度，进而促进尿路结石生成与复发的进程。但是，低浓度的咖啡和茶具有利尿功效，不仅不会对尿中草酸的浓度造成不良影响，而且在结石的预防方面也具有一定的作用。每个人的体质不一样，对饮水量的需求也不同，而且每一种茶或咖啡所含的草酸浓度也不一样，因此，硬性规定每人每天的饮茶或咖啡量并不科学。但是，专家们普遍认为，多饮水是预防结石的秘诀。总而言之，大家不需要担心日常生活中的正常饮茶习惯会引发结石，但已经患有结石病的患者则应该加以重视，在饮用茶水和咖啡时要节制和适度。

19 补钙会引起尿石症吗

不会。尿路中含量最丰富的阳离子是钙离子，其主要来源于食物。作为尿路结石成分中最丰富的阳离子，钙离子主要来源于食物的供给。正常情况下，经过机体吸收后，剩余的钙主要经肾脏代谢，从尿液中排出。在过去的治疗中，临床医生预防尿路结石形成和复发的手段主要是限制患者钙的摄入量。然而，蒲昭和在《补钙能引起尿路结石吗》一文中提到补钙不仅不会形成尿路结石，而且还可能减少患尿路结石的概率。近年的科研报告显示，低钙饮食疗法可能会增加尿路结石的发病率，这可能是因为低钙饮食虽然降低了尿钙的排泄量，但同时也促进肠道选择性吸收更多的草酸，从而形成高草酸尿症，在一定程度上增加了尿路结石形成的风险。因此，低钙饮食其实有可能增加尿路结石的发生风险。我们鼓励大家在日常饮食中适量摄入富钙食物或补充钙剂，在适量摄入的情况下不仅不会促进成石，反而可能降低患尿路结石的风险。

20 吃药会长结石吗

药物在体内代谢后，大部分的代谢产物被排出体外，仅余下极少数的代谢产物会对机体造成明显影响。古人云“是药三分毒”，我们应该对长期用药积累而引起的副作用高度重视，尤其是生活中常用的抗生素，长期服用可能会引起尿路结石。

药物性结石可以分为直接成石和间接成石。直接结石的成分主要是药物本身或其代谢物，例如，抗逆转录病毒的茚地那韦、抗菌的磺胺类药和头孢曲松所致结石就属于此类；间接结石是“天然”的尿石成分，糖皮质激素等药物能够引起机体代谢紊乱而导致体内成石的物质增加。头孢曲松钠则属于第三代头孢菌素，在临床上应用非常广泛。在 20 世纪 90 年代初，科学家

Cochat 首次报道了头孢曲松钠能够引起的尿路结石。迄今，国内多家医院已对数百例头孢曲松钠结石的临床病例进行报道。头孢曲松钠的自身溶解度高，理论上不容易形成尿路结石，因此，有国外研究者推测，服用头孢曲松钠的患者患尿石症的概率高可能是由于其成分转化为溶解度较低的头孢曲松钙，从而在体内形成了不溶于水的结石。

如今，头孢曲松结石的发生并不少见，常见于泌尿系统和胆道系统；婴幼儿多见，成人较少发生；有脱水状态、高钙尿的患者易发；结石多发自排，但婴幼儿易造成急性肾衰。头孢曲松结石以双侧的多见，双侧的发病率约为单侧的 3 倍，部位以肾集合系统、输尿管膀胱开口处多见。

21 超重和肥胖对肾结石有影响吗

肾结石病的发病率与体重指数（body mass index，BMI）息息相关，即超重和肥胖均会增加患病风险。肾结石病的发病率与居民的饮食结构相关。随着我国居民生活水平的不断提高，人们生活方式也随之发生明显的变化，膳食结构也发生了改变，人们在饮食中摄入更多的高蛋白、高嘌呤和高热量的食物，这些不利的因素明显增加人们患结石的风险。现在与过去经济状况不好的情况相比，我国城乡居民五谷类的食物摄入量没有明显的改变，总蛋白质的摄入水平也没有明显的改变，但优质蛋白质摄入量有所增加，脂肪摄入量也有明显的增加，而且平均膳食脂肪供能比超过 30%。

由于我国居民的膳食结构中高脂肪、低碳水化合物的摄入增加，而且体力活动强度普遍降低，能量的来源增加了而消耗却减少了，因此，我国人群的超重肥胖率不断上升。近年来，我国肾结石发病率亦在逐年增长，研究表明肾结石发病率与 BMI 存在直接关联。用体重除以身高的平方得到的结果则为 BMI，其中，体重的单位为 kg，身高的单位为 m。BMI 为迄今国际上衡量人体胖瘦程度及是否健康的一个常用指标，也是衡量人体胖瘦程度的指标，与肾结石病的发病率和生成结石的体积密切相关。

BMI 切点在不同地区和不同人种之间存在差异性，对欧美人群和亚洲及中国人群诊断超重和肥胖的 BMI 切点也不相同，不同人群 BMI 切点的比较见表 2-1。

表 2－1　不同人群 BMI 切点的比较

分级	BMI 切点/（kg·m^{-2}）		
	欧美人群	亚洲人群	中国人群
正常	18.5～24.9	18.5～22.9	18.5～23.9
超重	25.0～29.9	23.0～27.4	24.0～27.9
肥胖Ⅰ	30.0～34.9	27.5～32.4	≥28.0
肥胖Ⅱ	35.0～39.9	32.5～37.4	—
肥胖Ⅲ	≥40.0	≥37.5	—

相关数据显示，肾结石的成分与 BMI 相关。与体重正常者相比，超重、肥胖肾结石患者尿液中的尿酸成分明显升高，而草酸钙成分明显降低。BMI 偏高的尿酸结石患者应该控制体重，减少动物蛋白的摄入，从而针对尿酸成分来进行预防与治疗，减少尿酸结石的形成与复发。

饮用水质量是否与肾结石相关

郑英俊在《尿石成分分析与饮食指导》一文中提及，预防尿路结石的一个措施是增加饮水量，这一方法可促进已形成的较小结石从体内排出。可能增加饮水量以后，体内形成的尿量增加，排出时尿液对尿路的冲刷力明显增加；而且，摄入水分增加后，晶体的浓度会下降，形成沉淀的概率变小，这些因素导致结石不易形成也不易滞留在体内。但这并不提示饮水量增加就一定可以治疗尿路结石，影响尿路结石疗效的因素非常多，如结石所处的部位、结石的大小、饮用水质量等。饮用水质量的主要衡量标准是水的总硬度，水的总硬度是指水中钙离子、镁离子的总浓度，它们对尿路结石的发生具有一定的影响。科学研究发现，直接饮用硬度较高的水可能增加尿路结石的风险，高浓度的钠离子、高浓度的钙离子、碱性水质为草酸盐肾结石的形成提供了适宜的条件，这些提示我们在饮用硬质水之前需要对其进行软化处理，如此才可减少疾病的发生。另外，大量饮用咖啡的生活习惯是患尿路结石的危险因素，适当增加饮水量、饮用白开水才是尿石症的保护因素。因此，我们在日常生活的饮水过程中，需要注意养成良好的饮水习惯，不仅要适当增加饮水量，还应避免饮用井水、生水、咖啡等饮料，这样才能很好地预防尿路结石的发生。

23 尿路结石是一样的吗

不同患者的尿路结石可能不一样，在医学领域，可从两个方面进行分类。

（1）按照晶体成分分类。

A. 草酸盐结石。此类结石外观呈棕褐色，质坚硬，表面粗糙有刺，状似桑椹，切面呈环形层状。其成分主要是草酸钙和磷酸钙的混合体，也有部分的结石为单纯的草酸钙结石，在碱性的尿液中极容易形成。这些特征使结石在流经尿道时易损伤尿路黏膜，导致血尿症状的出现。

B. 碳酸钙、磷酸铵镁结石。此类结石外观呈灰白色，表面光滑或有颗粒，质硬或松脆易碎。切面常有细菌和脱落上皮细胞形成的核心，切面呈同心性状。在肾盂、肾盏内常形成鹿角形结石。与草酸盐结石相似，此类结石也容易在碱性尿中形成。此类结石还有一个特征——常与碳酸盐结石混合。

C. 尿酸盐结石。此类结石外观呈黄色或褐色，结石表面光滑，质硬，圆形或卵圆形，常形成多数小结石。与前面两种结石不一样，尿酸盐结石在酸性尿内形成。尿酸结石可为单纯性，或与草酸钙、磷酸钙等形成混合结石。此类结石最大的特征是单纯尿酸结石易被 X 线透过，常不显影；混合结石难以被 X 线透过，可显影。这使单纯尿酸结石患者常常在 X 光片下被诊断为假阴性而被漏诊。

D. 胱氨酸结石。此类结石呈黄白色，表面光滑，外观蜡样。大多数尿路结石的晶体成分为混合性，单一成分者较少，常常形成于酸性尿中。X 线能透过此类结石，不容易显影。

（2）按结石的部位来分类（图 2－4）。

A. 上尿路结石。上尿路结石主要包括肾结石、输尿管结石。

B. 下尿路结石。下尿路结石主要包括膀胱结石、尿道结石。

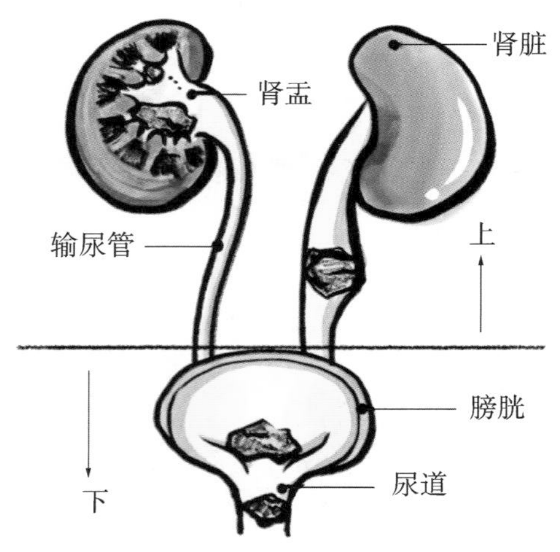

图2－4　上尿路结石与下尿路结石

24 什么是感染性肾结石

根据来源，尿路结石主要分为两大类，即代谢性结石和感染性结石。其中，感染性结石较少，为5%～15%。人们最早发现的结石是感染性结石。感染性结石别名感染石，其矿物学成分是鸟粪石，化学成分是六水磷酸铵镁。此类结石常混合碳酸磷灰石成分，且碳酸磷灰石的含量比磷酸铵镁丰富，因此，感染性结石的全称为磷酸铵镁－碳酸磷灰石结石。感染性结石，顾名思义，是由感染引起的结石，有别于结石导致的感染。脲酶阳性细菌导致持续性尿路感染是感染性结石形成的先决条件，结石导致的感染主要由大肠杆菌引起，而大肠杆菌在一般情况下不产生脲酶。脲酶能引起结石，是因为脲酶将尿中的尿素分解为氨和二氧化碳，氨水解为铵离子后，又水合成氢氧化铵。由于氢氧化铵是一种强碱物质，可使尿液明显碱化，当pH达到7.2时，铵离子可与尿中的磷酸根及镁离子结合而生成磷酸铵镁沉淀。来自尿素的二氧化碳被还原为碳酸氢盐，尿液趋向碱化。如果尿的pH达到6.8，它将会与尿中的阳离子结合，形成碳酸磷灰石。

在与尿路感染相关的病原体中，约有1/3的感染性肾结石是由产生脲酶的微生物（如真菌、细菌、支原体）所致。产脲酶微生物以细菌常见，其中，主要有变形杆菌属、克雷白杆菌属、假单胞菌属和葡萄球菌属。虽然大肠杆菌是一种常见的尿感致病菌，但仅有很少一部分大肠杆菌可以产生致病性的脲酶，因此，大肠杆菌并非引起感染性结石的致病菌。在细菌外围形成的一种特殊包被结构——磷酸铵镁 - 磷灰石尘粒，可促进结晶向内向外生长。单纯磷灰石结晶多在菌体内形成，细菌解体后所形成的微石可以作为结石的核心；而菌体外生长的结晶可沉积于细菌表面并形成磷酸盐覆盖物。由此可见，存在于结石内部的细菌才是导致感染的根本原因。

感染石形成速度较快。体外研究表明，奇异变形杆菌在 2 ～4 h 就可促使磷酸铵镁结晶形成。在偏光显微镜下，可见结晶发育不良，自形程度差，排列不整齐，这也提示其生长迅速。

感染性结石的物理性质与其内在结构有关。结石内部存在大量的空隙，其中，“停泊”着大量的解脲酶细菌。感染石质地疏松易碎，由于感染石上的这些声学特性和机械特性低于一般代谢性结石，其阻抗变形力、扭曲力和延展力较弱，因此，容易被冲击波粉碎。

为什么有些尿路结石在 X 光片看不到

临床上主要通过在 X 线下尿路结石是否显示致密影来鉴别阳性或阴性结石。大部分的结石以钙盐为主要成分，这些结石在 X 线下呈现高密度影，我们称之为阳性结石。另外的一些结石不含钙盐成分或含钙量较少，如尿酸结石和胱氨酸结石，在 X 线下不容易呈现结石影像，我们称这种在X 线下无高密度影的结石为阴性结石。尿路结石在 X 线平片上显影的亮度主要决定于结石对 X 线的吸收程度，显影程度由高到低依次为草酸钙、磷酸钙、磷酸铵镁和胱氨酸、尿酸和尿酸盐。

尿酸结石在 X 线下与软组织阴影相近，因此，尿酸结石常不显影。胱氨酸结石因成分中硫含量高，绝大部分显影良好。值得注意的是，结石多为混合成分，各种成分的致密度不同，显影亮度不同。阴性结石并非指不存在结石，而是指在 X 线片不显影、仍需进一步检查和治疗的结石。另外，有时结石太小、含钙成分太少，在 X 光片上也不容易显示。例如，尿酸结石属于在 X 光片上看不到的结石，因此，临床上称之为“透明结石”，其诊断步骤较复杂，需要借助超声波、静脉肾盂摄影，甚至计算机断层摄影或输尿管镜检查及医生丰富的临床经验。在超声下也可能无法发现结石的存在，例如，有的结石密度较低，和肾盂或肠腔的粪石重叠等，因此，容易漏诊。

26 成人的尿路结石和小孩的尿路结石是一样的吗

不一样。在泌尿系统方面，小孩的生理结构与成年人的有很大的差异，这些生理因素也会导致发病率在一定的程度上存在差异。改革开放以来，中国的经济越来越发达，人们的生活水平也不断提高，与此同时，发生改变的还有人们的生活习惯。快节奏的生活状态使有些工作人员没有时间进行有效的锻炼，甚至是为了工作而练就了“憋尿功”。这些不好的习惯给机体带来了极大的伤害，也给疾病的发生提供了机会。其中，上尿路结石在尿路结石中上升为首位，年龄和性别两大因素对其发病率的影响不大，但地域差异对其有一定的影响。研究表明，高蛋白、高热量的食物和体内水分过度的流失等是形成尿路结石的不利因素。不幸的是，现在的家长不懂得培养孩子科学饮食的习惯，日常给予的饮食里常常包含巧克力等高热量的食物。小儿尿路结石的成分主要为磷酸钙、草酸钙，其次为磷酸镁铵、尿酸、胱氨酸及嘌呤。在 X 线下，主要成分为磷酸钙、草酸钙、磷酸镁铵等的结石具有不透光性，可以在 X 线平片上显影；但是尿酸等形成的结石，其物理性质导致其为透光的结石。统计学表明，尿路结石多以单侧发病，双侧同时存在结石的患者仅占 20%。

27 喝了含有三聚氰胺的牛奶，会患肾结石吗

三聚氰胺奶粉会增加健康儿童患肾结石的概率。在 2008 年的“毒奶粉”事件中，不少的婴儿遭到三聚氰胺奶粉的毒害。据统计，数万名婴儿在食用含有三聚氢胺的奶粉后不幸患了肾结石，甚至出现肾功能衰竭。这些不正规的食品在很大的程度上损害了买家的利益。为此，研究人员做了大量的实验来验证婴儿的肾结石是否是由“毒奶粉”所致，他们的研究结果证实了患儿的肾结石与此奶粉相关。在相关的实验中，他们用到能够降解三聚氰胺的大鼠肠道细菌。在酸性胃液的作用下，三聚氰胺结合成网状结构的三聚氰酸与三聚氰胺分子，这两种分子不能被人体转化，只能在肠道被吸收进入血液，通过血液循环进入肾小球的毛细血管而存在于肾脏中。这两种未吸收且未相互结合的物质在肾脏中再次相遇，发生化学反应形成不溶于水的大分子网格结构复合物。这种复合物在肾脏沉积下来形成结晶，结晶会慢慢堆积并不断地扩大，最终会阻塞在远端肾小管或集合小管等处，影响肾小球的

滤过率，损害肾脏的功能。在远端肾小管和集合小管等部位往往可以看到沉积下来的晶体或结石，然而在肾脏的近端小管处则很少见到这些沉积物。不溶于水的结晶不能够随着尿液排出，会堵塞在肾小管，较大的结石则会堵塞下游尿液的流出，导致肾脏积水的产生。结石长期卡嵌在同一部位会导致相应部位的血管炎症或肾小管坏死、再生等病理性改变，病情严重时可导致肾功能衰竭。

28 为什么结石取出来后又会长出新的

有些患者是结石体质，这类患者在进行彻底的尿路结石治疗后还会复发。如果结石取出之后体内还是反复地出现结石，这时就需要考虑该患者是否属于结石体质。那么，结石体质的患者有没有很好的方法来对结石进行预防？答案是否定的，研究表明，针对结石体质患者，健康合理的饮食可以帮助其有效地预防结石的复发。

（1）忌食草酸盐含量丰富的食物。统计表明，尿路结石中出现频率最多的是草酸钙结石，约占 80%，含草酸较高的食物常见的有菠菜、草莓、芹菜、葡萄和巧克力等。

（2）合理限制机体对蛋白质的摄取。含蛋白质丰富的食物容易导致尿液里出现尿酸、钙及磷等，这些化学物质可以促进结石的形成。曾经患过肾结石的人和尿液中出现尿酸过多的人，应该特别注意平时的饮食中是否过量摄取富含蛋白质的食物。正常生理情况下，人体所需的蛋白质可以从 180 g 的高蛋白食物中获取，过量的蛋白饮食则会导致尿路结石的患病概率增加，鸡肉、干酪和鱼肉等属于高蛋白的食物，平时饮食时需要注意摄入量。

29 尿路结石会引起癌症吗

尿路结石一般不会引起癌症。但当结石长期嵌顿输尿管等部位时，人体进行剧烈运动时可能会引起结石的活动，生理情况下的输尿管蠕动也会引起结石的移动，坚硬的结石在输尿管内移动会刺激甚至损害所在部位的组织黏膜，导致黏膜的坏死、感染，甚至增生等病理情况。黏膜的反复增生可促进相应部位息肉的形成，偶可诱导恶性增殖的情况，导致肿瘤发生。

30 经常腰部酸胀、疼痛，是长结石了吗

经常腰部酸胀、疼痛，不能确定是否是泌尿系统（图 3－1）长了结石。临床上的很多疾病，如腰椎间盘突出症、腰肌劳损和尿路结石等均可导致腰部酸胀、疼痛。一般而言，突然发作的肾区绞痛是肾结石典型的临床症状。肾结石引起的疼痛部位比较高，大多处在腰部以上、腰椎两边，如脊肋角、腰部及腹部等部位。当活动的肾结石摩擦甚至是损伤周围的组织时便会引发肾区的绞痛。这类疼痛的症状一般很明显，常人难以忍受这类疼痛的刺激，很多患者会因为这些明显的症状来医院急诊科就诊，严重时可导致患者出现痛得难以站立、大汗淋漓、面色苍白、血压下降等症状，可有恶心、呕吐等伴随症状。当结石不移动和肾盂内压力改变不明显时，患者腰部的疼痛不会如此明显，大多为隐隐作痛。在泌尿系统的结石犹如水管中的石子，当机体产生的尿液往体外排出时，中等大小的石子便会随着尿液一起往下排，肾结石随尿液移动，顺着输尿管、膀胱和尿道移动，这种压力的变化及对组织的磨损便会产生疼痛的感觉，疼痛可以放射到下腹部、大腿内侧等部位，严重者会伴有血尿、尿频、尿急、尿痛等临床症状。

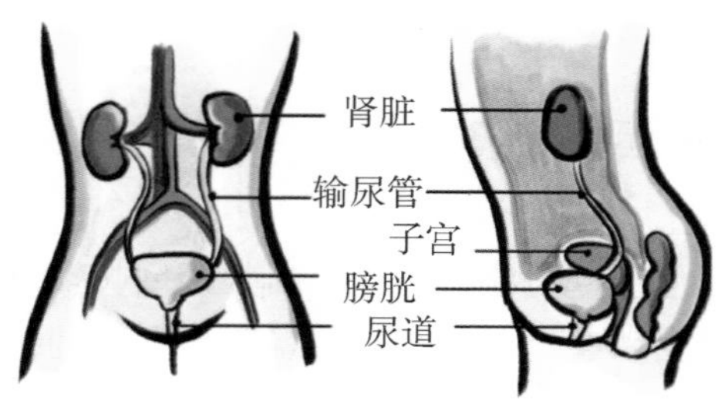

图 3－1　泌尿系统与子宫

患者腰椎间盘突出的部位（图 3－2）不同也会导致不同的临床症状，

这类症状与患者的年龄、性别等也具有相关性。其中，90%以上的患者会出现腰部疼痛的临床表现。此种疾病疼痛的部位常常出现在下腰部及腰骶部，疼痛的性质主要为持续性的钝痛；而肾结石的疼痛部位主要在腰部以上，疼痛的性质为绞痛，两者具有明显的差别。但是临床上还需要借助相关的检查来鉴别这两类疾病。腰椎间盘突出症患者的疼痛程度与患者的体位有关，当患者处于站立位及坐位时，疼痛加重；当患者处于平卧位时可以减轻疼痛。出现会放射至下腰部、臀部、大腿后侧、小腿前或后外侧至足跟等身体部位的疼痛，常常是腰椎间盘突出症。此外，突出的椎间盘会压迫神经根，导致相应神经所支配的体感区的感觉及运动功能异常，表现为皮肤麻木、发凉、皮温下降等，严重时会出现肌肉萎缩甚至肌肉瘫痪。

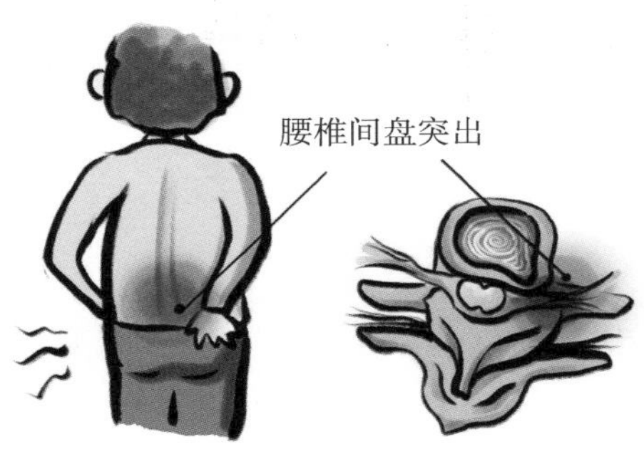

图3－2　腰椎间盘突出

腰肌劳损疼痛的部位主要在腰部或腰骶部，反复发作、时轻时重。司机、程序员等腰部长期承受压力的工作者会比普通人更易出现这一症状，此类患者的腰部可有广泛压痛，但是不影响脊椎活动，疼痛程度受气候变化或劳累程度的影响。自行进行疼痛部位的热敷能够缓解疼痛，另外，这类患者需要避免进行体力活动、注意保暖。

31 肾结石腰痛，肚子也会痛吗

在古老的治疗方法中有“头痛医头，脚痛治脚”的方法，事实证明这种治疗方法并不准确。肚子痛并非只因肠道疾病或盆腔脏器病变引起，肾结石也不会只引起肾区的疼痛，有时也会导致肚子的疼痛。虽然肾结石患者最典型的症状是肾绞痛（图3－3），疼痛部位主要位于腰部以上，表现为突然发作的阵发性刀割样疼痛，但疼痛有时也会放射到其他地方，例如，放射到下肢。疼痛的程度与体位相关，疼痛剧烈时会出现面色苍白、脉搏细数，常见的伴随症状为大汗淋漓、恶心、呕吐等。因此，肾结石在导致腰痛的同时，会因为放射性疼痛而导致患者出现肚子痛的不适症状。

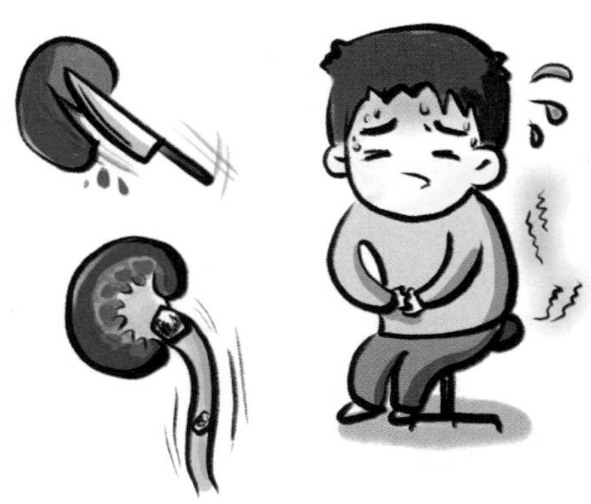

图3-3　肾绞痛

尿路结石会引起血尿吗

血尿（图3-4）是肾结石的常见症状之一，指尿液中红细胞异常增多。当尿液中血细胞的含量很高时，肉眼可以观察到，被称为肉眼血尿。出现血尿这一症状常常提示泌尿系统有严重的病理改变。血尿的出现及血尿的严重程度与结石的大小、所在部位相关。并非所有的肾结石患者都会出现血尿，轻微的肾结石患者一般不会出现血尿，但严重的肾结石患者会出现镜下血尿甚至是肉眼血尿。需要特别注意的是，并非只有肾结石才会出现血尿。肾癌患者也会出现血尿，肾小球肾炎疾病同样也出现血尿。出现血尿的原因需要进行相关检查来鉴别。

有时，尿路结石患者自己就可以观察到，自己排出体外的尿液呈现洗肉水的颜色或尿液中含有血凝块，即肉眼血尿。泌尿系统的轻微结石仅仅引起较轻微的肾区或腹部胀痛等不适症状，此时，随尿液排出的血细胞含量较少，只有在显微镜下才能被看到，肉眼不能察觉到此类症状，称之为镜下血尿。“眼见为实”在这种情况下并不正确，需要进行尿常规检查来进行排除或确诊。在患者活动较多时容易出现突然发作的绞痛和伴随着绞痛而出现血尿症状。结石，特别是尿路结石容易引发感染。当患者出现尿频、尿急、尿痛等膀胱刺激征，且尿液呈泡沫状时，常常提示泌尿系统感染。当泌尿系统感染患者出现血尿时，则提示肾小球的损伤。

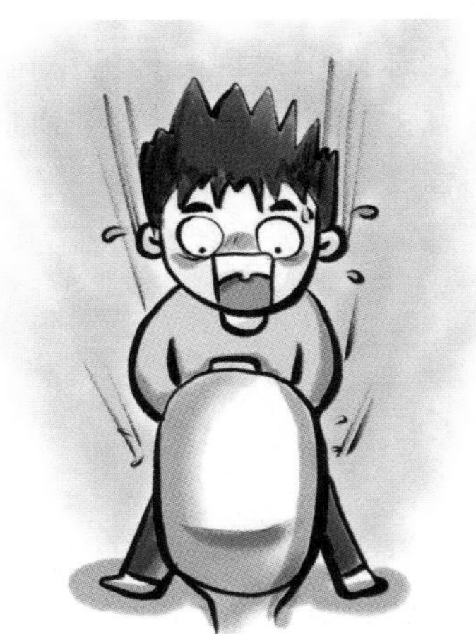

图3－4　尿路结石引发血尿

 尿路结石会引起发热吗

尿路结石一般不会引起发热，但当尿路结石合并感染时就会引发起高热（图3－5）。很多患者在结石导致的不适症状不明显时，可能会忽视尿路结石。结石的长期存在导致尿液排出受阻，给尿液中的细菌提供了生存环境，因此，大多的结石患者会出现尿路感染。长期存在体内的结石容易导致细菌产生耐药性，这些细菌对一般的抗菌药物不敏感，给治疗带来一定的困难。

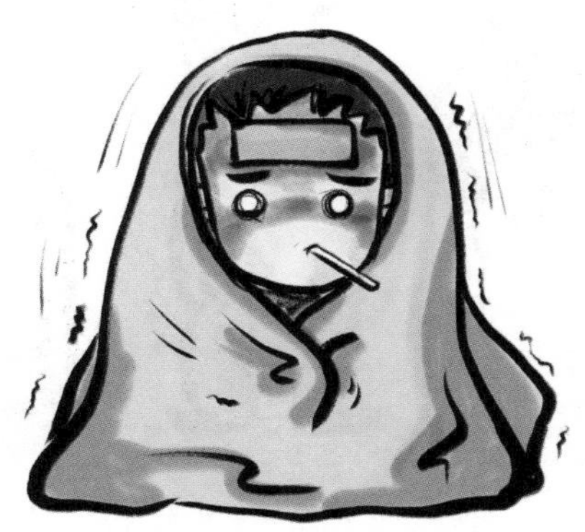

图3－5　尿路结石引起发热

尿路结石常常可以继发感染，如果结石嵌顿在输尿管，也容易继发肾积水，肾积水和尿路感染同时存在时则易形成肾积脓。尿路感染未得到及时的控制，长期存在的结石易使尿路中出现耐药的细菌。这便给治疗带来了难题，若病情控制不佳继续恶化，则可能会导致败血症，严重时会威胁患者的生命。尿路感染在一定的程度上又可以促使尿路结石的形成，使原有的结石体积不断变大。泌尿系统感染和泌尿系统结石互为因果，在泌尿系统形成恶性循环。

34 尿路结石会引起无尿吗

大多情况下，尿路结石不会导致无尿，但也有尿石症患者出现肾功能衰竭的情况。一个普通的、常见的疾病——肾结石会导致肾功能衰竭，这让很多人不能理解，但生活当中确实会存在这种情况。当发生双侧的上尿路结石，即肾结石、输尿管结石时，人体用于排出尿液的双侧通路均被完全阻塞，机体的尿液不能通过输尿管进入膀胱从而排到体外，出路被完全梗阻，可导致患者出现无尿的临床症状（图3－6），聚积在体内的尿液会压迫肾实质，有些患者可能会出现膀胱胀痛的临床表现。肾积水严重的时候，肾实质受到挤压，从而影响肾脏的滤过等功能。如果该症状未得到及时的处理，久之会导致整个肾脏功能的严重受损。

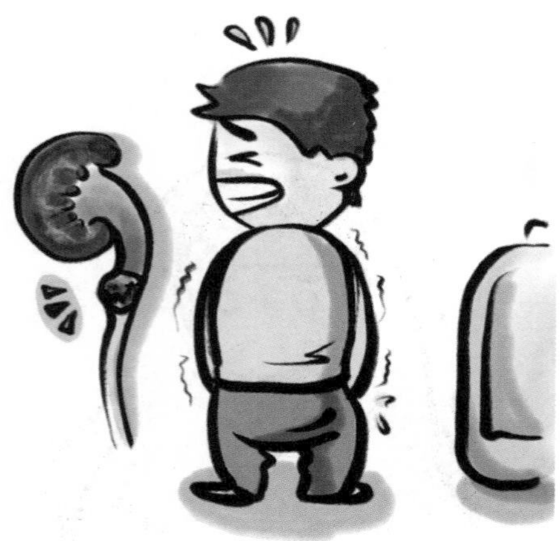

图3－6　尿路结石引起无尿

35 尿路结石会引起排尿不畅吗

尿路结石并不都会引起排尿不畅。结石大小不同、所在部位不同，会表现不一样的临床症状。有些患者主要表现为肾区隐痛，有些患者表现为肾区绞痛，而有些患者则表现为膀胱刺激征。人体的泌尿系统分为上尿路和下尿路，上尿路包括肾和输尿管，下尿路包括膀胱和尿道。发生在上尿路的结石一般不会引起排尿不畅。发生在下尿路的结石大小往往鹅卵石般大小，这类较大的结石会导致排尿中断、疼痛等。由于结石堵在后尿道口，故此类典型症状常常会出现在有包茎的男性患者中。结石堵住输尿管，会出现排尿障碍（图3－7）。当患者的体位发生改变时，例如，由立位改成卧位，结石会在膀胱的一侧转移到另一侧。当结石由之前堵塞的一侧输尿管转移到其他部位时，堵塞解除，故而可以继续排尿。这类排尿障碍通常会伴有排尿时下腹部疼痛，这类疼痛甚至会放射至外生殖器所在的部位。需要注意的是，排尿不畅并不一定就是尿路结石，其他疾病也会有类似的症状，例如，尿路炎症、前列腺炎和前列腺癌等也会引起排尿不畅的临床表现。

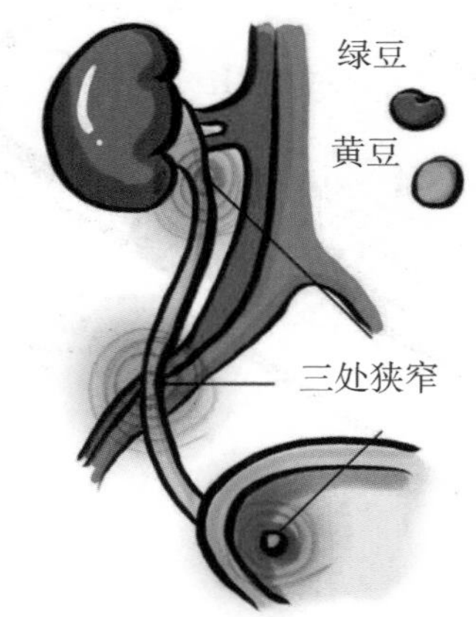

图3－7　尿路结石可能引起排尿不畅

36 尿液很浑浊，是长结石了吗

尿液很浑浊，不一定是因为长结石，很多情况会导致尿液的浑浊。通常情况下，尿液初排出时是透明的，放置一段时间后，尿中磷酸盐类结晶沉淀，使尿液变浊。导致尿液浑浊的情况通常有两种。第一种情况是正常生理现象。当外界气温升高、机体出汗多、饮水少、排尿少，过多食用肉类或蔬菜水果时，尿液会变为酸性或碱性。此时，尿液中的较多磷酸盐、碳酸盐或尿酸盐会因为 pH 改变而析出，导致尿液变成浑浊而非透明、清亮的液体，此时，只是一种尿液浓缩而造成的正常的生理现象，通过改变饮食或适当增加饮水量即可改善症状。第二种情况是病理状况下导致的，尿路感染或肾脏疾病可有这种临床表现。但是，尿路结石也会出现尿液混浊，结石并发尿路感染或细小结石混合在尿液中都会引起尿液混浊。在肾小管至肾盏这一段形成的尿路结石通常都很小，患者可能不感觉疼痛，而只有轻度的不适。这类结石如泥沙或小米粒般大小，不易嵌顿在尿路上，常会随着尿液排出体外。如果夜间将小便排在痰盂里，患者晨起时可以通过肉眼看见尿液中的小结石从而早期发现此类疾病。这种情况需要引起患者的注意，积极采取治疗措施（图 3－8）。

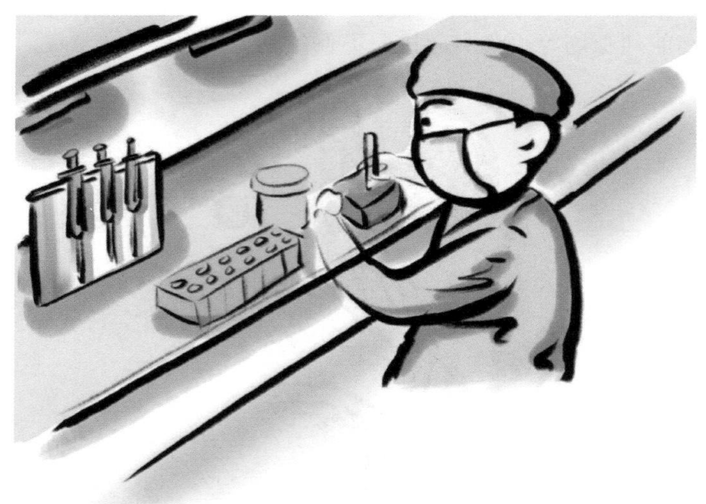

图 3－8　尿液检查

37 尿路结石会引起尿频、尿急吗

在所有尿路结石中，输尿管下段结石、膀胱结石引起尿频、尿急、尿痛等膀胱刺激症状（图 3－9）的可能性比较大。首先，我们需要了解一下什么是膀胱刺激症状。通常我们白天的排尿 4 ～ 6 次，而夜间的排尿 0 ～2 次。我们将机体每天排尿多于 8 次的症状称为尿频，将机体一有尿意就需要立即排尿的感觉称为尿急，将排尿时患者会感觉尿道口及膀胱区等处出现疼痛的感觉称为尿痛。尿频、尿急、尿痛等膀胱刺激症状常会导致患者诸多不便，有的甚至会使患者坐立难安。因此，对于膀胱刺激症状，需要及时予以治疗。

其次，尿频、尿急、尿痛不是尿路结石的“专利”。临床上许多疾病都可以出现这种症状：①炎症性疾病，如前列腺炎、膀胱炎、肾盂肾炎、合并感染的肾结石、泌尿系统的结核等；②非炎症性疾病，如异物、妊娠、肿瘤的压迫等；③其他，如膀胱容量减少、膀胱神经功能障碍，也可以引起尿频、尿急、尿痛等排尿不适。

最后，人与人之间存在个体差异。虽然都是尿路结石，但发生在不同的个体身上会因为疾病的具体情况不同、患者的耐受力不同，从而出现不一样的临床表现。这也就解释了在现实生活中有些尿石症患者会出现典型的临床表现，而有些患者的临床表现会比较隐蔽，甚至终身不表现阳性症状和体征。

因此，当机体出现尿频、尿急、尿痛等膀胱刺激症状时，患者应及时到正规医院做相应的检查，以明确出现膀胱刺激征的原因，及时做出处理，以免贻误病情。

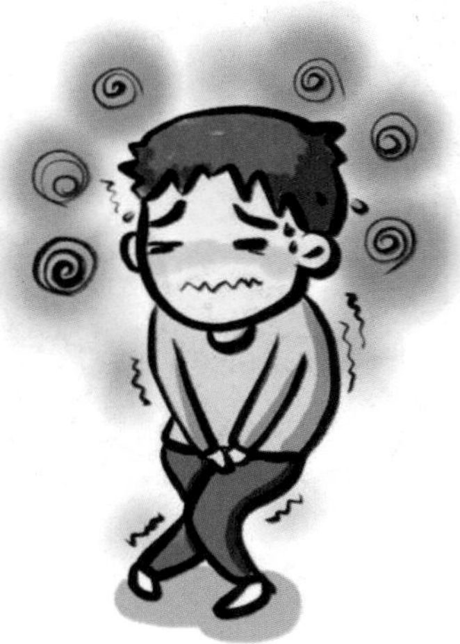

图 3－9　尿频、尿急、尿痛

38 尿路结石会引起恶心、呕吐吗

尿路结石在绝大多数情况下，是不会引起恶心、呕吐这样剧烈的症状的。但当急性肾绞痛发生时，这些症状就会出现（图3－10）。急性肾绞痛大多是由于上尿路结石，尤其是输尿管中的结石引起反应性肌肉收缩。我们常说的“肾绞痛”其实大多是指输尿管绞痛。输尿管结石引发痛感的原因有：①结石在肾盂或者输尿管内发生移动或突发嵌顿，导致尿路急性完全性梗阻，尿液无法顺利地从尿路排出体外，输尿管内因存在尿液潴留，管腔内压力升高，管腔扩张，这些部位的痛觉感受器受到扩张的牵拉刺激后会引起剧烈疼痛；②输尿管或肾盏水肿、扩张、痉挛、缺血，使机体炎症递质增加，这些炎症介质传导到更多的痛觉感受器，进一步加重了痛感。在正常生理状况下，肾脏和胃均由腹神经节支配，输尿管与肠的神经传导通路也相同，都是源于腹腔神经节。因此，尿路结石可引起腹腔神经节支配的其他症状，如恶心、呕吐、腹痛、腹胀等胃肠表现。此时出现的恶心呕吐需与胃肠道疾病所致的症状相鉴别，便于后期的针对性治疗。

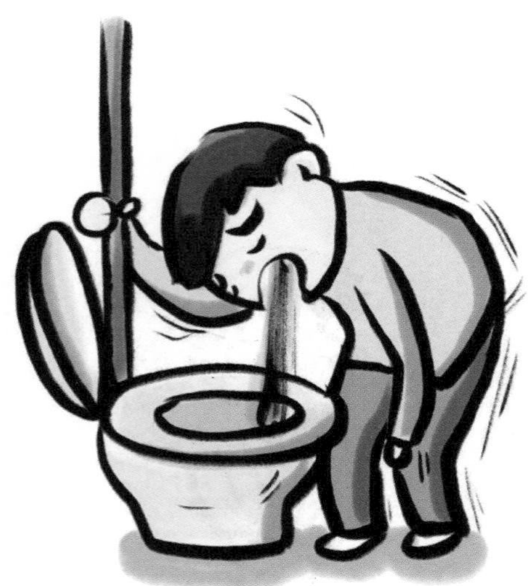

图3－10　尿路结石引起恶心、呕吐

39 尿路结石会影响肾功能吗

尿路结石，尤其是输尿管结石、肾盂结石等部位靠近泌尿系统上端的结石，会引起双侧上尿路梗阻。若不及时处理，尿液潴留会对肾功能产生损伤，造成肾功能不全。在严重的情况下，甚至会导致泌尿外科急重症——梗阻性肾功能衰竭。这是因为上尿路结石导致输尿管完全性阻塞，机体产生的尿液不能通过正常的途径排出体外，而淤积在阻塞部位之上的输尿管、肾盂等处。潴留的尿液压迫肾小管，使其出现缺血缺氧的病理状态，造成肾小管的损伤，进而损害肾脏的功能。此外，如果患者是孤立肾，一旦发生结石性上尿路梗阻，缺乏另一个肾的代偿作用，肾衰就出现得早且病情更加严重。梗阻性肾功能损伤的特点是腰部隐胀痛、少尿、无尿，可合并恶心，呕吐，水肿，血尿素氮、肌酐、血钾异常升高，受损严重时甚至可引发尿毒症。在临床处理中，关键是要明确引起梗阻的病因，确定梗阻部位和范围，同时纠正患者的全身情况，及时、准确地解除梗阻，恢复肾功能。临床上常可以见到许多高尿酸血症患者的尿酸以尿酸盐的形式沉积在肾脏等部位，引起肾脏结石或痛风性肾病，损害肾功能（图 3 – 11）。

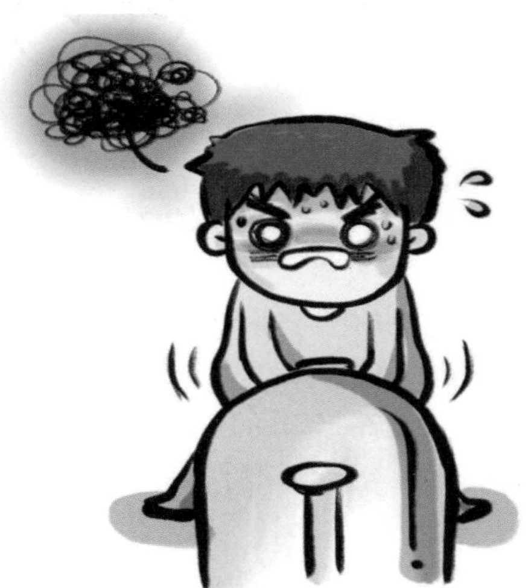

图 3 – 11　尿路结石影响肾功能

检 查 篇

通过哪些检查可以发现尿路结石

通过超声检查、X线、静脉尿路造影CT、逆行或经皮肾穿刺造影等检查，可以发现尿路结石（图4－1）。

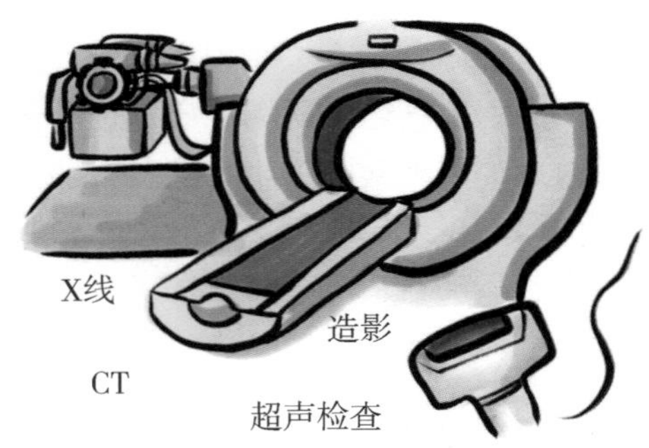

图4－1 常见的尿路结石检查手段

（1）超声检查。超声检查是比较常用的结石检查方法。该检查的优点是简便、经济、无创伤，可发现直径大于2 mm的结石，对X线呈阴性的结石也有比较好的效果，对肾积液、肾内结石和输尿管上段结石比较敏感。缺点是容易受到胃肠道内气体的影响，对位于输尿管中段和下段的结石显影不清楚，假阳性较多。加上相当一部分的泌尿外科医生对B超影像的识别缺乏经验，因此，B超在尿路结石诊断中的应用主要在于初步的筛选和间接征象的发现。

（2）X线。作为尿路结石重要的检查手段，X线有着价格便宜、操作简单、快速的优点，只要在检查前做好良好的肠道准备，绝大多数的阳性结石可在检查中被发现。其对结石的大小、数量，术后复查，治疗残余结石都有着很大的帮助。但是，如果检查前没能够做好肠道准备，出来的影像结果对尿路结石的判断就缺乏说服力，假阳性率和假阴性率都较高。

（3）静脉尿路造影。该检查的特点在于能确定结石在尿路的准确位置及其与周围组织结构的分布关系，尤其是能够发现B超未见异常及不能被X线平片显示的透X线结石，有助于判断X线平片上可疑的钙化灶和了解两侧肾脏的功能状况等。但需要注意的是，对造影剂过敏，患有多发性骨髓瘤、糖尿病肾病及已有肾功能严重损害的患者，不可进行此项操作。

（4）CT。一般来说，对尿路结石的诊断较少应用CT，但是，CT可以检查出用常规影像检查手段难以发现的微小结石。对急诊患者可直接行CT，不需要提前做肠道准备。对肾绞痛、肾功能不全的患者无不良影响，特别是对急性肾绞痛患者的诊断，具有重要意义。增强CT能给医生提供肾积水严重程度、输尿管的扩张程度、肾实质厚度及肾功能信息，强化后可以观察肾脏的排泄情况。其优势明显，影响因素小。缺点是价格昂贵，是否进行此项操作应根据患者病情、经济承受能力及患者要求来综合考量。

（5）逆行或经皮肾穿刺造影。该项检查属有创检查，对患者损伤较大，临床上并不把它作为常规检查手段，仅应用于对难以与其他疾病鉴别的可疑结石病患者的鉴别诊断。

41 诊断尿路结石，哪些检查较快捷

B超是较快捷的检查手段（图4－2），为首选的影像学检查，其检查手段简单、经济、无创，适用于所有患者。但该检查手段存在自身的局限性，很难发现一些体积较小和透光性高的结石。此外，B超对影像科医生、泌尿科医生的要求较高，否则容易发生漏诊、误诊。对于部分超声检查不明确的病例，CT是较快捷、准确、有价值的检查方法，缺点是价格昂贵、有辐射。需根据患者病情、经济条件等做出综合考量。

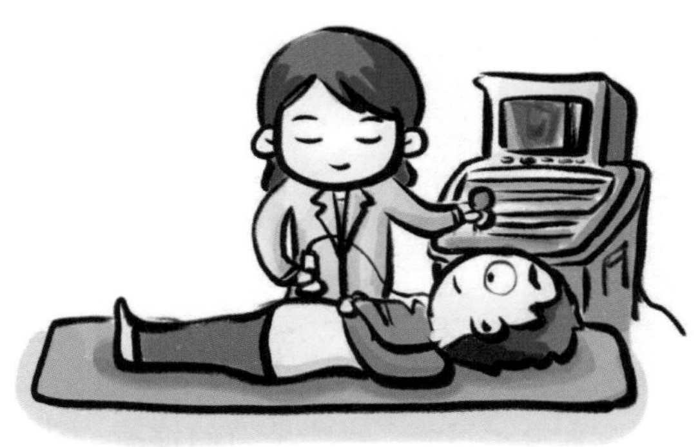

图4－2　B超检查

42 尿路结石检查前，需要做哪些准备

在现有的医疗技术条件下，为了保证尿路结石检查的顺利进行和结果的准确性，常常会要求待检者做到以下几点：①在做尿常规检查前，待检者不可多饮水。该检查主要是检查尿液中的酸碱度、比重及有形成分，如细胞、管型、结晶等。尿液会因大量饮水而被稀释，从而导致尿比重降低，影响检查结果，对肾功能的判断也会因此失准。待检者也不可服用抗生素，因为部分抗生素经过肾脏代谢，会影响尿液检查结果。尿常规需要在 30 min 内送检，应避免放置时间过长，导致标本失效，影响检查结果。②做超声检查前，待检者需要适度憋尿，使膀胱充盈，膀胱里的尿液就是天然的造影对比剂，利于检查。同时，充盈的膀胱可以将膀胱周围的肠管挤开，形成不含气体的“透声窗”环境，减少肠管内的气体干扰，使影像更加清晰、准确。③静脉尿路造影检查前需做肠道准备，禁流质饮食，禁水，使血液浓缩，尿液中造影剂浓度增高，显示更为清楚（图 4－3）。

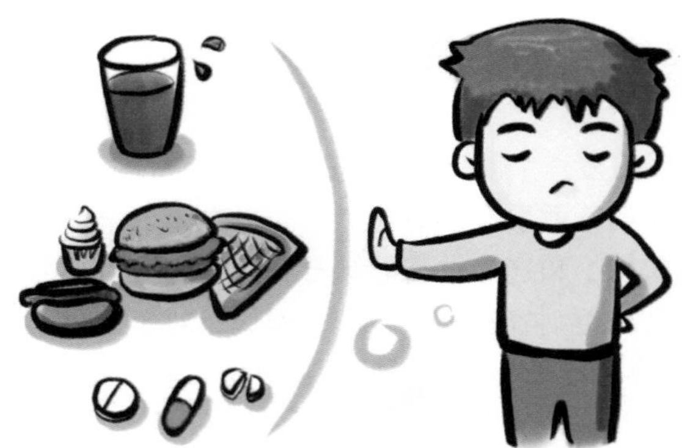

图 4－3　静脉尿路造影检查前的肠道准备

43 为什么做了 B 超检查还要做 CT，做了 CT 还要做增强 CT

B 超检查具有无痛无创、方法简便、经济快捷、可反复检查等优点，是结石诊断的较好选择。但是，B 超也有其局限性和不足，部分输尿管中下段结石受肠道气体的影响而显示不清，影响结石的诊断，易发生误诊、漏诊。

因此，对于B超显示不清晰的结石，CT具有非常重要的价值。CT对结石的诊断是十分清晰准确的。平扫CT可以清楚显示结石的大小、数目、位置等，更有利于医生诊断。增强CT可显示肾积水的程度和肾结石的厚度，还可以提示肾脏的排泄情况等，从而有助于了解肾功能的改变情况。

 44 做B超检查为什么要憋尿

B超检查的原理，是检测仪器的探头可以发出超声波，通过接受和记录体内不同器官、不同组织反射的超声波信号来获得B超图像。超声波的一大特点是对气体穿透力差而在水中穿透力好。在膀胱没有充盈的时候，通过B超检查难以看清膀胱的轮廓。膀胱里的尿液就是天然的造影对比剂，利于检查。适度充盈的膀胱可以推开膀胱周围的肠管，形成“透声窗”。因此，对于输尿管、膀胱、前列腺病变，常常需要憋尿才能观察得更加清楚、准确。

在检查前30 min左右要嘱患者多饮水。对于有饮水限制的患者，可根据需要，适当使用利尿剂，使其产生尿液。一般来说，憋尿只要憋到有尿意即可，并不需要过度憋尿。因为过度充盈的膀胱会压迫盆腔内脏器，使其发生移位、变形，影响B超影像的判断。

 45 B超检查结果显示前列腺钙化，这是结石吗

前列腺钙化（图4－4）是中老年男性常见的前列腺病变之一。所谓钙化，在病理学上指的是局部组织中有钙盐沉积，大多属于正常的生理过程，也可见于一些病理情况。正常人可能会存在轻微的前列腺钙化灶。由于前列腺钙化一般没有突出的临床症状和体征，患者往往不知道机体存在前列腺钙化灶，通常是在体检中偶然发现。前列腺结石是指前列腺腺管内及前列腺腺泡内形成的结石。前列腺结石小而圆，如同米粒，质地坚硬。临床上，老年患者因前列腺增生而行前列腺电切，有时会在前列腺管内及前列腺腺泡内发现结石。

相关研究表明，前列腺钙化有可能是前列腺结石的先兆之一。但前列腺钙化并不是说只预示前列腺结石，其他的如前列腺结核，甚至前列腺肿瘤也都会有前列腺钙化这种征兆。因此，要根据患者的具体情况和相应的临床检查做出判断。

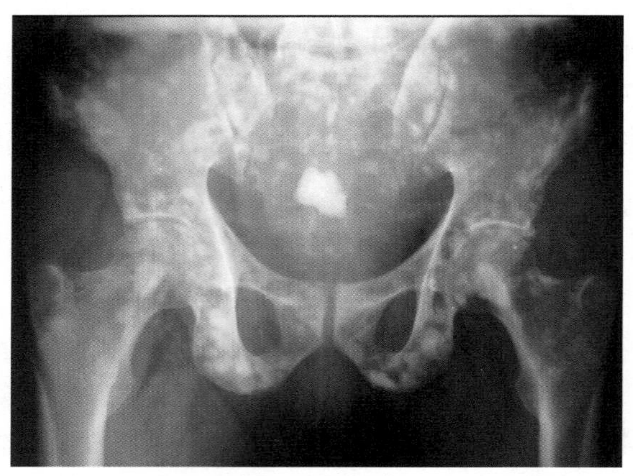

图 4 –4　前列腺钙化

46 化验小便能够查出尿路结石吗

就目前的医疗技术手段及大量临床实践来看，单纯化验小便是不能查出尿路结石的（图 4 –5）。尿路结石的诊断是看相应的临床症状、体征及运用相关的影像学检查方法，如超声检查、X 线检查及 CT 等，而尿液化验的主要检查项目包括尿液颜色、酸碱度、尿比重、尿胆原、隐血、白细胞、尿蛋白、尿糖、胆红素、酮体、尿红细胞等，这些检查项目可以用于明确是否存在尿路感染、出血。肾小管浓缩与稀释功能测定、肾小管酸化功能测定等并不能用于确诊尿路结石。

图 4 –5　化验小便不能排查尿路结石

47 尿路结石患者为什么要做造影

尿路结石最简便的检查方法是泌尿系统的 B 超检查。超声具有直观、方便、无创伤的特点，且超声检查在鉴别在 X 线下显示为阴性的结石、血栓，有无肾积水，有无尿路狭窄、扩张、畸形，有无合并肿瘤等方面具有优势。但超声检查存在不能精确地反映结石的形态、大小、具体位置，不能准确地显示肾小盏、输尿管改变，假阳性率不低，准确度不高等缺点。通过尿路造影这种临床检查手段，我们可以得到尿路的三维立体图像。结合轴位 CT 的结果，可以使肾脏及输尿管病变的具体部位及病变的性质被分析得更加清楚，有助于医生了解结石与尿路周围组织结构的分布关系、结石梗阻情况及判断双肾功能等（图 4 –6）。

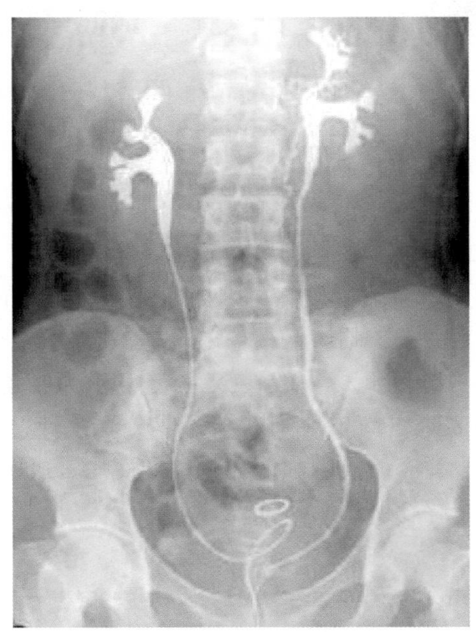

图 4 –6　泌尿系统的 B 超检查结果

48 尿路结石有阳性、阴性之分吗

尿路结石的确存在阴性与阳性之分，其判断依据是在 X 线平片下尿路结石是否显影（图4－7）。大部分结石的成分以钙盐为主，在X线下显示为高密度的影像，被称为阳性结石。然而，有些尿路结石的钙含量很少或不含钙，如尿酸结石，因此，无法在X线平面下显影，被称为阴性结石。

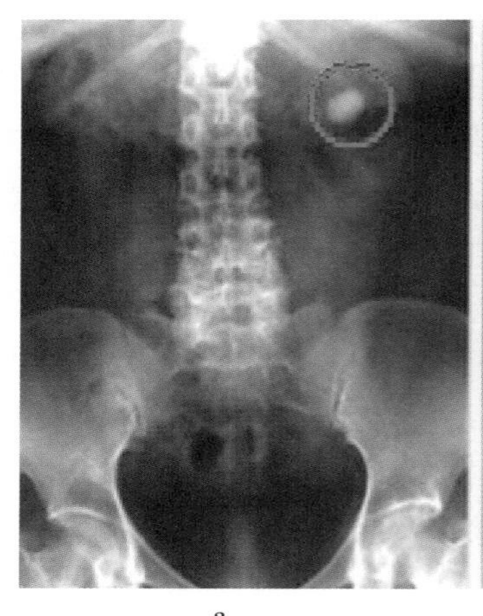
a

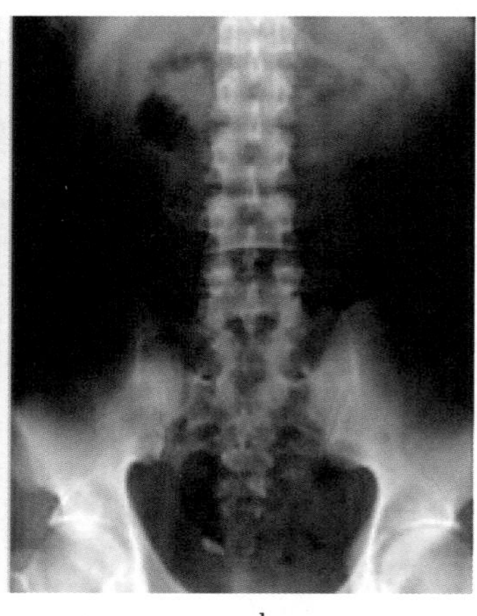
b

a：阳性结石；b：阴性结石

图4－7　X线平片检查结果

尿路结石在X线平面上的密度是由它对X线的吸收程度决定的，其密度从高到低分别是草酸钙、磷酸钙、磷酸铵镁和胱氨酸、尿酸和尿酸盐。此外，胱氨酸结石成分里含硫量较高，因此，其结石绝大部分也能在X线平片上显影。值得注意的是，临床上很少出现单一成分的结石，大部分的尿路结石由多种成分组成，因此，一般在X线上显示为密度不均。综上所述，不能通过X线上的表现，简单地判断结石成分。此外，X线平片上未显示结石影像的患者，只要有结石的临床症状，如疼痛、血尿等，就需要结合其他的检查以明确是否存在阴性结石或是小结石。

49 为什么女性尿路结石患者腰腹疼痛时要做妊娠试验

当尿路结石在尿路内快速移动或出现梗阻时，大多数患者会有腹痛的症状，且定位不准，患者难以准确指出具体的疼痛点。临床常见的急性阑尾炎，异位妊娠、卵巢囊肿急性扭转等急危重症也都有腹痛的症状，需要及时予以鉴别，以免因误诊、漏诊而发生危险（图4－8）。输卵管异位妊娠会导致输卵管破裂并引起急性大出血而致低血容量性休克，危及患者生命。因而

女性尿路结石患者出现腰腹疼痛需要重点与异位妊娠相鉴别。在对患者的检查中，可以通过妊娠试验、询问末次月经及妇科检查等手段进行鉴别。在此补充说明，女性受孕后，其体内人绒毛膜促性腺激素（human chorionic gonadotropin，HCG）会大幅度升高，妊娠试验就是通过检测孕妇尿中的 HCG 的含量来判断是否怀孕。其方法简单、快捷、经济、准确、无痛，因而在临床广泛应用，对早孕的诊断等有极其重要的作用。

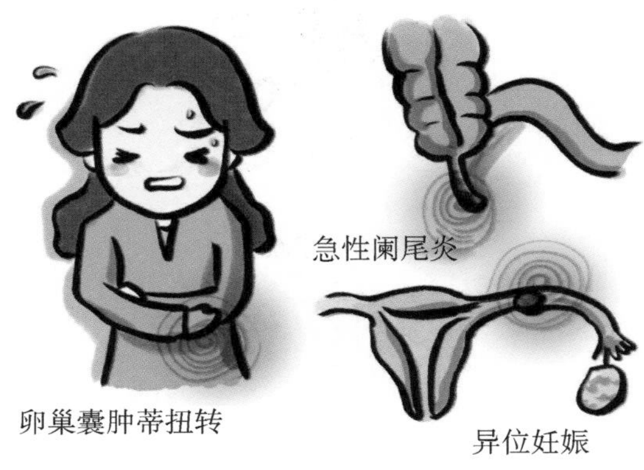

图 4－8　引起腰酸疼痛的几种情况

50 患了尿石症，为什么要查甲状旁腺功能

甲状旁腺的解剖位置位于甲状腺附近，其体积虽小，却是十分重要的内分泌器官（图 4－9）。它分泌的甲状旁腺素与降钙素共同调节机体钙磷代谢，维持体内血钙与血磷的稳定。甲状旁腺功能亢进时，分泌过多的甲状旁腺素会导致钙从患者骨内析出，同时，还会促进胃肠对钙的吸收及肾小管对钙的重吸收，从而使人体血液中钙离子浓度升高，进而导致大量钙离子自尿液排出。一旦发生结晶沉淀，就会发生结石。因此，患者尿路结石的发生率也较高。甲状旁腺功能亢进所致的尿路结石具有多发性、反复发作性、双侧性的特点，通过动态观察可以发现尿路结石常有逐渐增多、增大等活动性现象。因此，对于甲状旁腺功能亢进的患者，如果不处理原发病，会造成其尿路结石反复复发、反复治疗、难以根除。针对性处理甲状旁腺功能亢进，并结合手术治疗，其疗效比较显著。

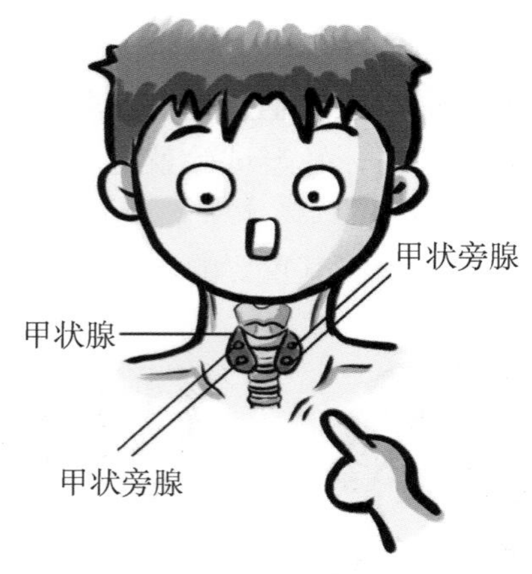

图 4 - 9　甲状旁腺

发现肾积水，需要做哪些检查

临床上，很多原因都可以导致肾积水，如尿路先天性畸形（多为肾盂输尿管交界处畸形）、尿路结石梗阻、膀胱出口梗阻或尿道狭窄（图 4 - 10）。患者一般长期无明显临床症状，直至感到腰部胀痛或腰腹部出现包块时，才到医院检查。发生肾积水后肾脏内的液体压力升高，会诱发肾盂与肾盏扩张，若不处理甚至可以导致肾实质萎缩。超声检查是泌尿科医生常用的检查方法，借此可以早期发现肾积水并确定肾积水的程度，了解导致肾积水原因及梗阻部位，并通过测量肾皮质厚度以了解肾萎缩情况，为肾积水检查的首选方法。B 超检查后，需要进一步做 X 线造影检查，明确梗阻部位、原因及初步判定分肾功能，包括泌尿系统下行造影和输尿管逆行插管造影。若 X 线造影检查效果仍然不理想，则还需要再做泌尿系统 CT 平扫加增强、磁共振成像、双肾核素肾扫描等检查，以便找出肾积水的原因、发生梗阻的部位，并了解梗阻的程度、肾实质的厚度、残余肾功能的情况，帮助指导临床治疗，并对预后

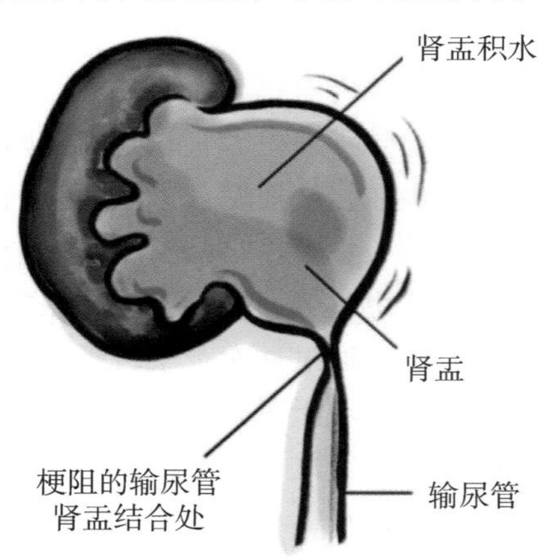

图 4 - 10　导致肾积水的几种情况

做出判断。

52 为什么得了结石要定期复查

通过2014年版《中国泌尿外科疾病诊断治疗指南》的《尿石症诊断治疗指南》可知，我国尿石症发病率为1%～5%，且还有进一步升高的趋势。此外，结石的10年复发率可达50%。大多数尿石症患者对结石治疗存在认识误区，认为尿路结石在通过药物、手术等方式排出或取出后就治愈了，不知道尿路结石可以复发，主观上或客观上忽视了结石治疗后定期复查的作用和意义。迄今，尿路结石的发病原因尚不能完全明确，在临床上针对尿路结石的治疗大多是针对“果”而非“因”。于大多数结石患者而言，尿路结石一般难以完全治愈，甚至伴随终生。因此，我们建议广大的尿石症患者，一定要遵从医嘱、定期复查（图4－11）。通过及时有效的复查，可以监测有无结石早期复发，患肾的功能恢复情况，残余结石是否再生长及移位导致新的梗阻，避免出现功能性肾丢失。

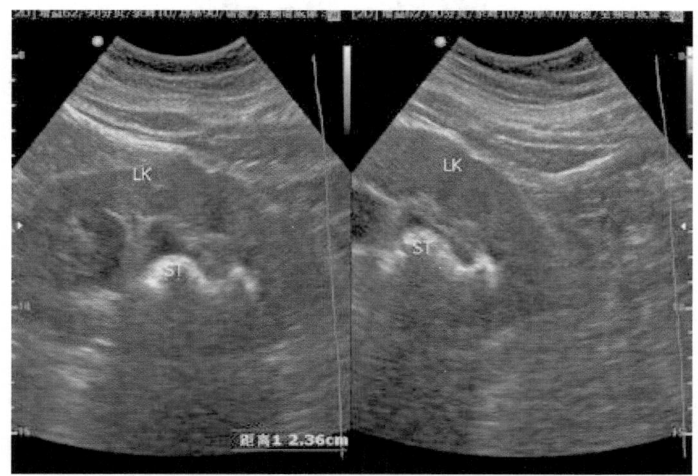

图4－11　定期进行B超复查

53 尿路结石手术痛吗，要打麻药吗

尿路结石手术是医生根据患者的结石大小、部位、有无尿路狭窄、患肾

功能及患者个体特征、个人需求等因素进行综合考虑后拟定的个体化治疗方式（图4－12）。治疗方式可以分为保守药物排石、体外冲击波碎石及手术。体外冲击波碎石治疗对患者造成的疼痛一般比较轻微，大多数患者可以忍受，一般不需要在麻醉状态下进行。手术又分为开放性手术和微创手术，其中，一般以微创手术为主。无论是何种手术治疗，为了提升患者的就医体验，尽量减轻患者的痛苦，可选择性地在麻醉辅助下进行手术，使患者全程处于无痛状态。在手术之前麻醉医生会与患者及手术医生充分沟通，根据患者自身情况与手术方式选择适合患者的麻醉方式。开放手术术后患者会出现疼痛，医生一般会单次给予止痛药物或连续止痛泵以减轻患者的痛感。微创手术患者大多术后疼痛感轻微，无须给予止痛药物。但若个别患者疼痛难忍，医生会酌情给予止痛及解痉药物。

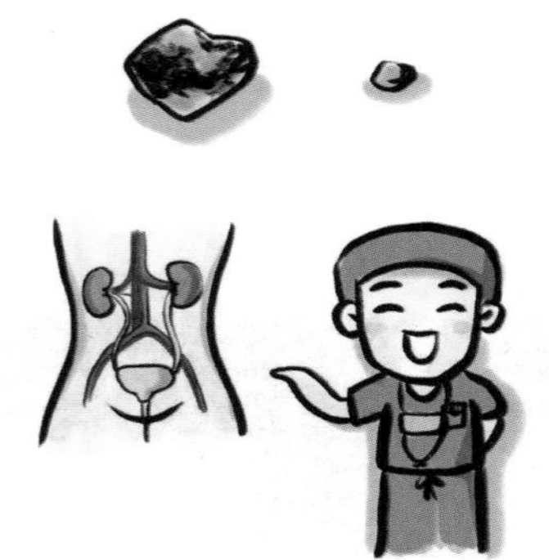

图4－12　尿路结石手术的选择

手术治疗篇

54 患了尿石症都需要手术吗

是否需要手术，取决于尿路结石的大小、部位，是否存在尿路狭窄，患肾的积水程度，分肾功能的评估。如果结石较小、不影响肾功能或尿酸成分，可视具体情况采用体外冲击波碎石或采用药物溶石、排石治疗，主动观察具体效果，若结石排出可避免手术治疗。对于较大结石及多发结石，在肾盂、肾盏内腔狭窄处的结石，在输尿管狭窄处的结石，合并前列腺增生的结石，经保守疗法治疗无效的结石等，其自行排出的概率较小，若不及时去除，则会导致肾功能损害，需要及时施行手术治疗（图 5 – 1）。

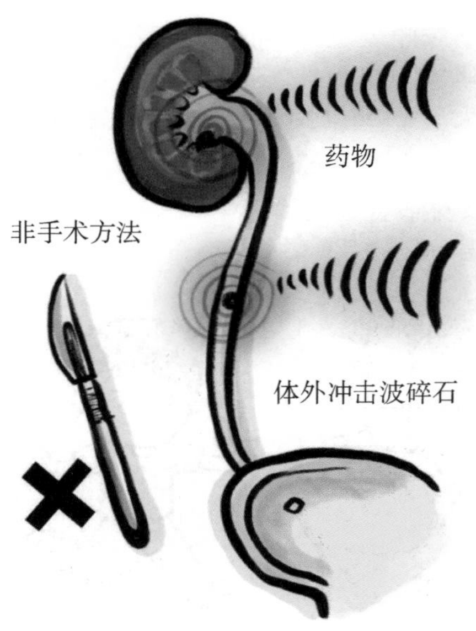

图 5 – 1　尿路结石的治疗手段

55 患了多大的结石才需要手术治疗

结石能不能自行排出的关键主要是其大小与位置。若结石小于 0. 5 cm，呈细长形且表面光滑，则比较容易被排出。但如果结石大于 0. 5 cm，且呈不规则形状，就很可能会卡在输尿管而引发一系列的症状。早期对于结石的治疗，主要是靠药物、输液及要求患者大量饮水，借此让结石自然排出。这样的治疗对患者而言，无疑是一种冒险与痛苦。当结石体积较大且疗程较长时，患者必须忍受结石带来的绞痛、尿路阻塞等，还可能因此造成肾功能损伤。如果不适合药物治疗，就只能施行手术。

不过，现今的体外震波碎石机与泌尿道内视镜有了长足发展，结石患者治疗的途径彻底改变。约 70% 的患者可用体外冲击波碎石机击碎结石；25% 患者可以行内视镜治疗；仅有 5% 的病患才需用传统开刀来取出石头。

临床观察上，由于多数患者的结石偏小，在治疗上会建议患者每天饮水超过 3 000 mL，排尿量维持在 2 000 mL 以上。有 90% 的患者可借由排尿将石头排放出去。不过若有以下情形，医生就会考虑以手术治疗的方式处理：

（1）结石造成尿路阻塞，并出现肾脏水肿，影响肾功能。

（2）合并持续性的尿路阻塞。

（3）合并严重的血尿。

（4）结石的直径大于 1 cm（图 5－2），且呈不规则状。

结石的体积并不是决定治疗方式的唯一要素，还要根据其位置、成分及并发症，综合评估，安排最合适的治疗。

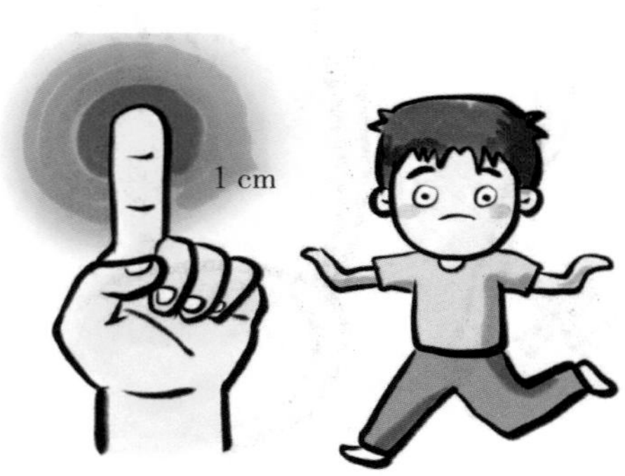

图 5－2 结石的直径大于 1 cm

56 尿石症有损伤小的治疗方法吗

目前，治疗尿石症的方法很多，且大多数方法对患者造成的损伤都比较小。

（1）体外冲击波碎石术。体外冲击波碎石术适用于直径不大于2.0 cm的肾结石及输尿管上段结石，即利用电磁波或液电的方法从身体外把结石震碎。但不是所有人都可以用这个方法来治疗，如具有较硬的结石，结石远端有狭窄、梗阻等的患者；又如孕妇，带有心脏起搏器、有出血倾向、严重心血管疾患、肾功能不全、处于尿路感染活动期、结石较大等的患者。这些患者都不能用体外冲击波碎石术。

（2）输尿管软镜取石术。输尿管软镜取石术适用于小于2.0 cm的肾结石、体外冲击波碎石术医治失效的肾结石。用一条软的、细的镜子经尿道外口进入膀胱，再到输尿管，最后进入肾内。找到结石后，利用更细的激光光纤把结石击碎，然后，用网篮把碎石取出或让碎石自行排出。目前，此法应用有增多的趋势。

（3）输尿管硬镜取石术。输尿管硬镜取石术适用于输尿管内直径小于1.5 cm的结石，在处理结石的同时还可以一并处理输尿管狭窄的问题。用一条硬的、较细的镜子从尿道外口进入膀胱，再到输尿管内，找到结石后用激光或气压把结石击碎，然后，用钳子把碎石夹出来。目前，此法应用较多。

（4）经皮肾镜取石术。经皮肾镜取石术适合于体外冲击波碎石术不能解决，需开放性手术干预的肾、输尿管上段结石，超过2.0 cm的结石，鹿角结石，比较大的、多发的肾结石。在腰部，在超声引导下，打一个直径约为1.0 cm的小洞。从这个洞进入肾内，找到结石后，利用激光或气压等工具把结石击碎，再从这个洞把碎石取出来。该法效果好、取石彻底、成功率比较高。只要是体外冲击波碎石术治疗失败的肾、输尿管上段结石，都可以考虑该方法（图5－3）。

（5）腹腔镜切开取石。腹腔镜切开取石术适用于以上治疗方法仍然不能解决的肾、输尿管结石。该方法是在腹部或腰部打几个孔，把镜子、钳子从孔进入肾、输尿管结石所在的部位，切开肾、输尿管后取出结石。较之开放性手术，腹腔镜切开取石的优点是伤口小、恢复快，但其手术内部操作和开放性手术取石的方法一样。因此，当患者的病情比较复杂并需要开刀时，一般会选择腹腔镜取石，减少手术带来的创伤。目前，这种方法和开放性手术一样，也较少应用了。

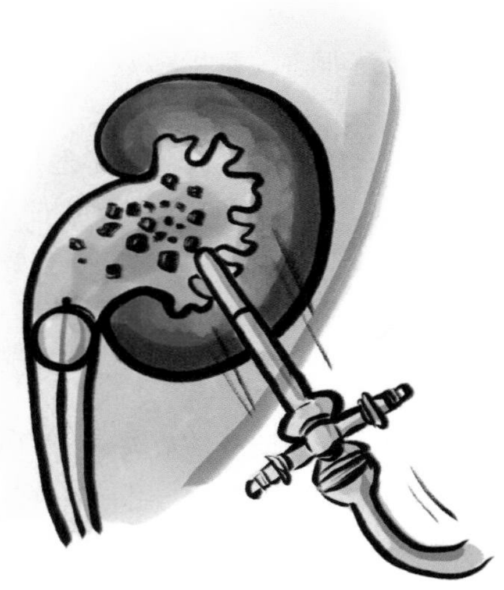

图 5 - 3　经皮肾镜取石术

57 什么是体外冲击波碎石术

体外冲击波碎石术是目前广泛使用于尿路结石的治疗方式（图 5 - 4）。它的优点为治疗过程方便、无伤口、不须麻醉、不需要住院、疗程只需 30 ～ 40 min、不影响上班、治疗效果不错等。因此，这种非侵袭性治疗方式成为治疗肾结石的首选。体外冲击波碎石术是在三维空间下准确地定位，将电极放电时所产生的电震波，经过水及身体组织的传导，使冲击波能精准地传递到结石并释放出能量。冲击波对结石产生机械性压力，结石就逐渐崩解，被粉碎成细小的颗粒。

被冲击波击碎的结石碎片并不会立即消失，而是要依靠尿液的冲刷才能排出。因此，结石患者在接受体外冲击波碎石术治疗后，需要大量饮水，增加尿量的排出，如此，才能真正有效地排出结石。否则，被体外冲击波机击碎的结石没能及时排出体外，会导致碎石再一次在体内积聚并凝聚成较大的结石，或在其他部位形成新的结石，造成梗阻。

虽然大部分尿路结石可以使用体外冲击波碎石术来治疗，但若有以下状况，建议以其他方式治疗。

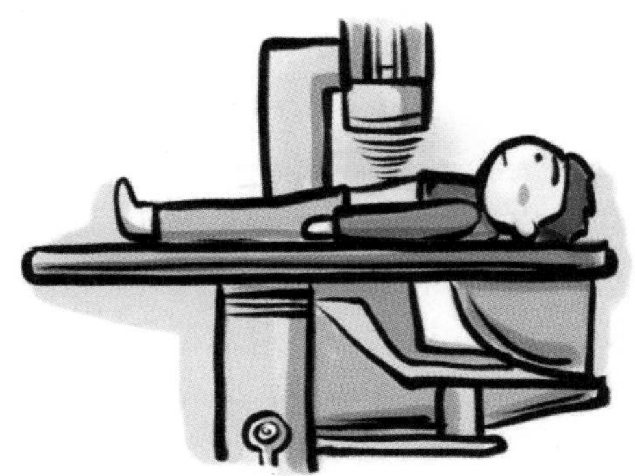

图5-4　体外冲击波碎石术

（1） X光片上结石不明显者。

（2） 肾结石超过2.0 cm。

（3） 输尿管结石超过1.0 cm。

（4） 为输尿管下端结石或合并明显肾水肿者。

（5） 严重尿路感染或高烧者。

（6） 凝血功能检查异常或一直服用抗凝血药物超过3天的患者。

（7） 怀孕妇女。

（8） 体重超过120 kg的过胖患者。

术前注意事项如下。

（1） 有服用抗血小板药物，如阿司匹林或硫酸氢氯吡格雷等，需告知医生并与之商量是否需要在术前5～7天停药，以降低冲击波后的出血概率。

（2） 在体外冲击波碎石术当日最好减少食量。

（3） 平日有服用高血压药物者，当日仍须服用。

术后注意事项如下。

（1） 体外冲击波碎石术后，可能会造成患者皮下的微血管损伤并破裂，引起皮肤出现瘀点、瘀斑，还可能导致部分肌肉红肿痛。一般无须处理，皮肤瘀点瘀斑约在1周内消退，部分肌肉损伤也会在2周内恢复。必要时，可以给予对症治疗。

（2） 经常会有暂时性血尿，无须过度紧张，血尿会在24～72 h消失。

（3） 碎石在排出体外过程中，当结石刺激输尿管、引发肾绞痛时，可通过大量饮水或止痛剂来控制症状。

（4）需要多饮水。若无特殊疾病限制，建议每天摄取白开水约 2 500 mL。

（5）肾脏下肾盏结石的结石位置比肾脏出口低，重力的缘故让结石沉在下方，造成结石不易排出，有时需要体位引流，可以采用抬高臀部、头低脚高（膝胸卧式）的方式或身体倒立来辅助排出。适当的运动如跳绳、原地跳跃、慢跑等都有利于碎石后让结石颗粒排出体外。

（6）务必遵照医师指示，返回门诊追踪检查，切勿以为不痛、已排出小碎石就没事了。结石可能仍残存体内，阻塞尿路，造成肾水肿。长此以往，影响肾功能，导致肾脏萎缩。

（7）若有腰部剧烈疼痛、高热畏寒、无尿、严重血尿不止等异常现象，请立即返回医院门诊或急诊室就医。

尿路结石可能会复发。因此，多运动、多饮水、不憋尿是对抗结石的方法。尿路结石的复发率为 50% 以上，因此，建议定期返院追踪，不要忽略其危害，以致小病变成大病。

58 治疗尿石症，需要在腰上打洞吗

对于较大的肾结石或多发性肾结石，通常是在腰部打洞，行经皮肾镜取石术，俗称“打洞取石”（图 5－5）。

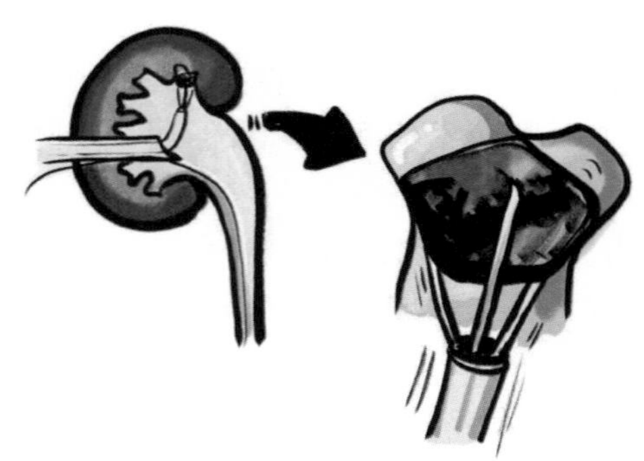

图 5－5　经皮肾镜取石术

治疗方式为：在超声引导下，于腰部打 1 个直径 1.0 cm 的小洞，再放入 1 根引流管。在 X 线或超声波定位下，利用肾镜顺着管子进到肾脏结石所在处，再根据患者的情况，选择使用的机器，如激光碎石机、超音波碎石机、水震波碎石机等，将结石击碎，用夹子、碎石钳取出结石。

治疗建议如下。

（1）肾结石大于2.0 cm的患者，应先使用经皮肾镜取石术，将大石头击碎后再取出。若仍有残留的小石头，再辅以体外冲击波碎石机，合并治疗。

（2）对于上段输尿管结石者，利用经皮肾镜取石术，将肾镜经过皮肤到输尿管，将结石取出。

（3）膀胱结石的石头通常较大、较圆，建议使用经皮肾镜取石术方式，以水震波碎石等仪器将石头击碎。

59 为什么行输尿管镜术时，会有石头取不干净、结石跑掉的情况

下列几种情况会导致输尿管的结石返回肾内（图5-6）：

（1）输尿管镜从尿道进入膀胱，再到输尿管的过程中需要冲水，没有水就看不清楚。如果结石远端输尿管有狭窄，入镜困难，等镜子上去了，结石已经被冲返肾内。

（2）结石和肾之间的输尿管扩张。在碎石的过程中，碎石也有可能被冲返肾内，导致石头取不尽。

（3）出血造成视野不佳、冲水的压力大、技术限制及操作者的技能和经验不足都可能导致结石取不尽或冲返肾内。

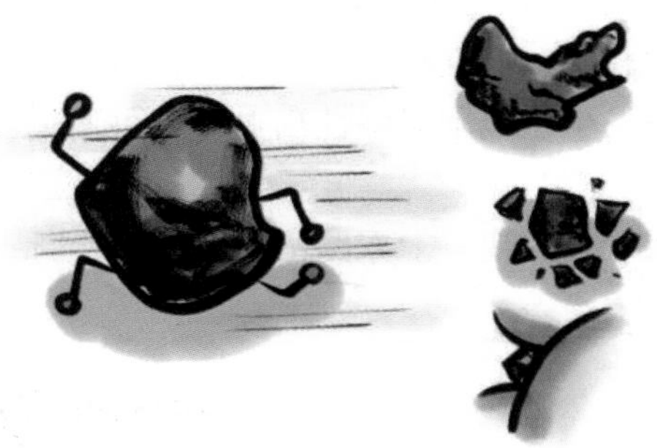

图5-6　结石返回

60 什么是输尿管软镜，它能够治疗哪些疾病

输尿管软镜（图5－7）是临床上应用于肾、输尿管疾病检查和治疗的一种工具，直径较细且可以弯折（图5－7）。与之相对的硬输尿管镜难以弯折，其使用有一定的局限性。临床上，较常使用的输尿管软镜分为纤维软镜和电子软镜。在以输尿管软镜进行结石粉碎操作时，以钬激光为最常用，效果最好。

输尿管软镜适合治疗的疾病如下。

（1）体外冲击波碎石术不易定位的结石、X线不显影的肾结石（结石直径小于2.0 cm）。

（2）体外冲击波碎石术后残留的肾下盏结石。

（3）嵌顿性肾下盏结石，体外冲击波碎石术疗效差的肾结石。

（4）结石质地较坚固（如草酸钙结石、胱氨酸结石等），体外冲击波碎石术难以将其破坏的结石。

（5）极度肥胖、严重脊柱畸形，体外冲击波碎石术和经皮肾镜取石术有困难的输尿管结石或肾结石。

（6）结石位于肾盏憩室内并伴有盏颈狭小。

（7）嵌顿的输尿管上段结石。

（8）输尿管结石合并肾结石。

（9）上尿路狭窄，直视下扩张输尿管或用激光切开狭小部分。

（10）局部分化较好，恶性程度较低的上尿路上皮肿瘤的腔内切除。

（11）当上尿路发生小范围局限性出血时，可用输尿管软镜进行直视下电凝止血。

（12）肾和输尿管内病变、上尿路出血的检查诊断。

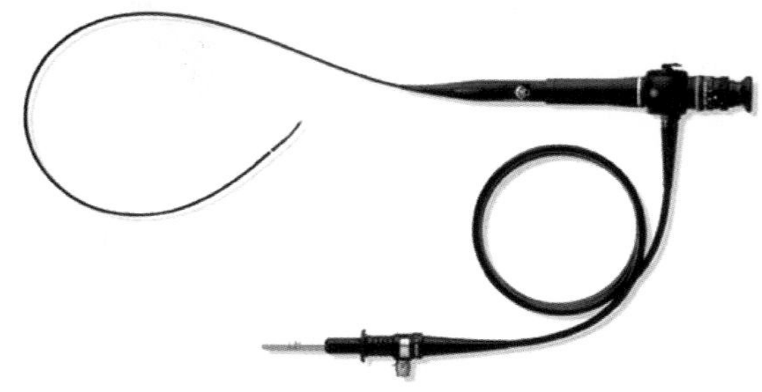

图5－7　输尿管软镜

为什么取石后还有肾积水

出现这种情况主要是因为：①结石滞留部位的炎性水肿、肉芽等还未消退，输尿管狭窄尚未完全解除。②之前因结石引发的肾积水和肾脏功能衰退较严重，即使经手术已经取出结石，也无法使肾功能恢复到完好状态。因此，凡肾、输尿管结石患者术前有肾积水者，无论是常规手术，还是微创治疗，对其术后行泌尿系统 B 超或造影检查，都能够发现肾积水的状况。而且，患者恢复需要时间，只要肾积水没有再增加，有减少的趋势就属于正常的现象。患者需要定期进行超声或泌尿系统造影复查（图 5－8）。

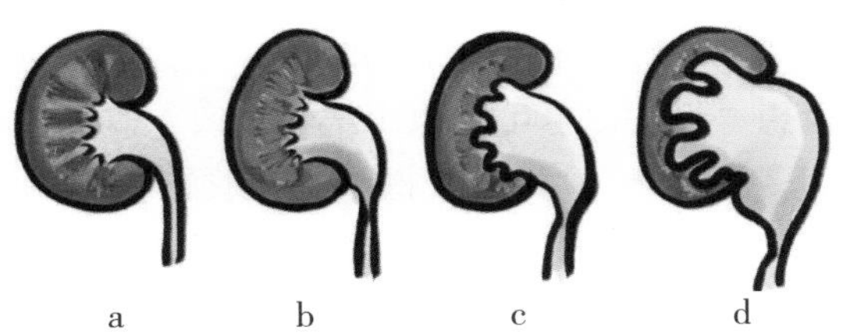

a：正常；b：轻度积水；c：中度积水；d：重度积水

图 5－8　正常肾脏与积水

为什么行经皮肾镜取石术有时候会发生大出血

术中术后患者出现大出血的情况在临床上并不少见，这是经皮肾镜取石术最严重的并发症。出现这种情况的原因如下。

（1）患者本身患有出血性疾病，在术前没有被及时地纠正，如凝血功能的异常和血小板减少性紫癜。患者有阿司匹林等抗凝药物服用史，在围手术期没有及时停药，导致患者凝血功能抑制。

（2）从腰部打洞的时候损伤肾血管。

（3）打洞过程中误伤周围脏器血管。

（4）在碎石过程中黏膜广泛受损。

（5）寻找结石的过程中造成肾实质严重撕裂伤。

预防的办法如下。

（1）充分的术前准备。术前应行凝血功能测定，对潜在凝血机制障碍，要做好充分的术前评估。服用抗凝药物的患者应至少停药 2 周，术前控制血压在正常水平。

（2）腰部打洞的时候选择合适的定位，行超声或者 X 光定位下穿刺，避开肾血管及周围器官穿刺。

（3）注意操作轻柔，保持视野清晰，避免黏膜损伤。视野不清时应行二期手术。

（4）可打多个洞或使用软镜技术以减少肾镜的摆动幅度，或采用微造瘘技术以减少在寻找结石过程中引起的肾实质撕裂伤。

63 为什么有的尿路结石要做多次手术

结石残留是经皮肾镜取石术的常见问题，至今，仍然困扰着各国的泌尿外科医师，人们也想方设法以尽可能减少结石残留，避免二次手术。肾脏内部像套房一样，有多个肾盏（房间）。医生在从腰部打洞的时候，洞打多了可能引起大出血，增加创伤；打洞少了，可能看不到一些肾盏，导致结石残留。此外，由于结石巨大，手术时间长，或术中出血等情况不允许医生继续进行手术，为了安全考虑，需要提前结束手术，在二期甚至三期再次行取石手术。

64 能同时做输尿管结石取石术和肾结石取石术吗

是否可以同时做输尿管结石取石术和肾结石取石术，需要视具体情况而定。如果肾结石和输尿管结石在同一侧，处理结石不是太麻烦，可以在一期手术中完成。如果肾结石和输尿管结石是两侧的，处理输尿管结石比较简单，也可以行同期手术来取石。快速行输尿管镜取石后，再行另一侧经皮肾镜取石术或输尿管软镜碎石术。如果患者的病情不允许，或者结石处理起来比较麻烦，就需要分次手术以保证患者的生命安全。

65 为什么有人要做多次输尿管软镜手术取石术

作为一种使用广泛、疗效确切的肾内碎石工具，输尿管软镜具备对机体创伤微小、术后恢复迅速的优点。但对于肾结石较大、较多者，一次不能完全击碎，需要进行多次碎石。软镜碎石效率较低，如果手术时间过长，可能导致菌血症、尿源性脓毒血症、败血症等严重并发症。为了保证患者生命安全，有时候需要尽快结束手术，这就需要多次手术。此外，输尿管软镜管道较细，取石效率不高，每次取石数量有限、费时，因此，碎石后，需要患者自行排石。如果有较大结石碎块，结石就不能排出，需要再次行软镜碎石。

为什么行结石微创手术后排尿时会腰痛、尿血

（1）尿路结石术（图5－9）会损伤少量正常组织，本身会有局部出血和腰痛现象。

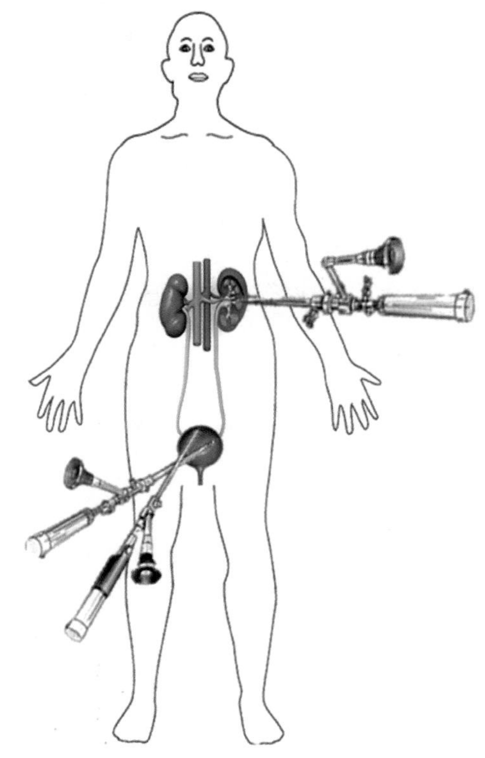

图5－9　尿路结石手术

（2）泌尿系统的黏膜受到结石颗粒的直接刺激，发生炎症反应，导致黏膜出血，排尿时出现尿血的症状。

（3）一些残石在排出过程中直接刺激黏膜。

（4）手术后，继发感染，出现血尿和腰痛。

（5）如果是肾结石手术后长时间腰痛血尿，需要考虑结石是否清除干净。

（6）可能与输尿管损伤炎症有关。

67 什么是双 J 管

在泌尿外科中，双 J 管是在肾和输尿管手术后经常要用到的一种管（图 5－10）。为了防止安放的管子在人站立或者走动时因重力作用从肾脏内脱落，同时，也防止管子卷曲缩到了肾脏内，给取管造成麻烦，这种管子两头设计为弹性卷曲，就像猪尾巴一样，因此，我们称之为猪尾巴管。同时，这个形状也像英文字母的 J，卷成一圈后，像 D，因此，又被称为双 J 管或 D-J 管。此外，在输尿管术后它对输尿管起支撑作用，防止出现输尿管狭窄，故又被称为输尿管支架管。

双 J 管临床上的应用如下。

（1）输尿管梗阻的治疗。

（2）促使输尿管结石自发排出。

（3）体外冲击波碎石术、输尿管镜检查及经皮肾镜取石术后。

（4）肾盂输尿管连接部狭窄的切开与重建。

（5）恶性肿瘤造成的输尿管梗阻。

（6）在女性中末段输尿管结石术中需放置支架。

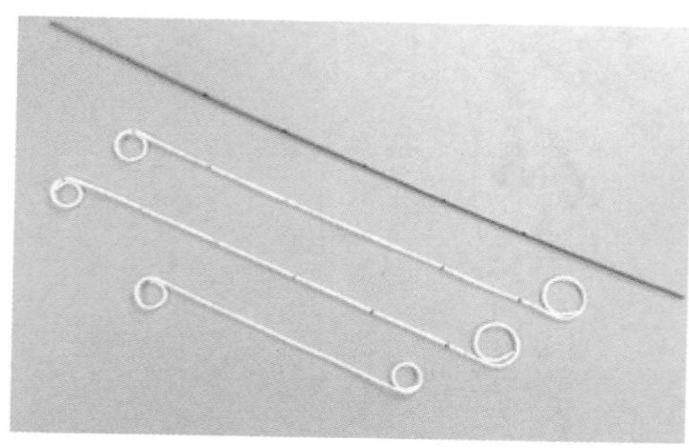

图 5－10　双 J 管

68 治疗肾结石，需要把肾切掉吗？肾没了，会不会有什么问题

肾结石的治疗方式较多，拟定医治计划时应根据患者的全身情况，结石的部位、成分、大小，局部有无感染、梗阻、积水，有无肾功能的损害和结石复发概率等因素来进行全方位的考量，以确定适用于患者的最佳治疗计划。有的结石患者全身情况良好，结石体积较小，没有肾积水及其他严重并发症，针对这一类患者可以先对其进行中西医结合疗法。大多数患者经此疗法后，结石可自行排出。有的患者在保守治疗一段时间后，疗效并不显著，结石仍然不能顺利排出。针对这类患者，要及时地更换治疗方案，采取更为快速有效的治疗方法，如体外冲击波碎石术，甚至手术疗法。其目的是尽快消除病灶，防止结石进一步发展及对肾功能和机体造成损伤。对各种原因引起的代谢性结石，应当根据结石成分和患者自身代谢情况，选择具有针对性的药物来进行治疗。例如，应用药物降低血、尿中的钙、磷、尿酸、草酸、胱氨酸等。

肾单位是肾脏最小的功能单位，人体的水、电解质平衡及内分泌功能都是由这 200 多万个肾单位所承担，但每天实际在工作的肾单位只有 20 万个左右，只占全部肾功能的 1/10，其余的肾单位则处于“休息状态”。因此，一个人就算只留有一个肾脏而将另外一个肾脏捐献出去，其肾功能仍然可以满足机体的代谢需求。但当肾脏受损伤到某一程度时，就会不能充分地执行它的功能，这样的情况被称为肾衰竭。当两侧肾脏均丧失功能后，需要透析治疗或肾移植手术。测定肾脏还保持多少功能的检查就是肾脏功能检查。

人体为了维持生命，必须无时无刻地进行新陈代谢，在新陈代谢过程中会源源不断地产生代谢废物。这些代谢废物中有相当大的一部分需要通过肾脏排出体外。既然肾脏的一大功能是排泄人体代谢的废弃物，我们就测定这一种废弃物还剩下多少在体内，也就可以知道肾脏的功能如何。在临床上有两种代谢产物可以用来作为评估肾功能的依据，就是血液中的尿素氮和肌酐水平。除了上面两种常用代谢产物，当肾脏功能有障碍时，血液中尿酸含量也会上升。但是，尿酸的代谢比较特殊，除了在肾脏功能衰竭时会上升，在体内嘌呤代谢有问题的时候也会有明显的上升，而且也有很特殊的症状。因此，在评估肾脏功能的检查的时候很少用到。

69 行取石术后怎么复查

在患者接受取石术后，医生通常会建议患者在术后 1 周进行常规复查（图 5－11），主要是为了检查结石是否顺利排出及有无微小结石残留。由于结石手术只能解决结石本身，并不能消除导致结石形成的各种因素，简单地说，就是结石仍会复发。此外，复查也可以了解患者的治疗后恢复状况，若有感染、发热、血尿、腰痛等，也可及时予以治疗。有的患者在接受取石手术或碎石治疗后，仍然有结石碎片残留体内。针对这一类患者，定期复查尤为关键。主要检查项目为尿常规、泌尿系 B 超、肾功能检测。必要时，也可加做血常规检查、腹部 CT 等以进一步了解身体状况。

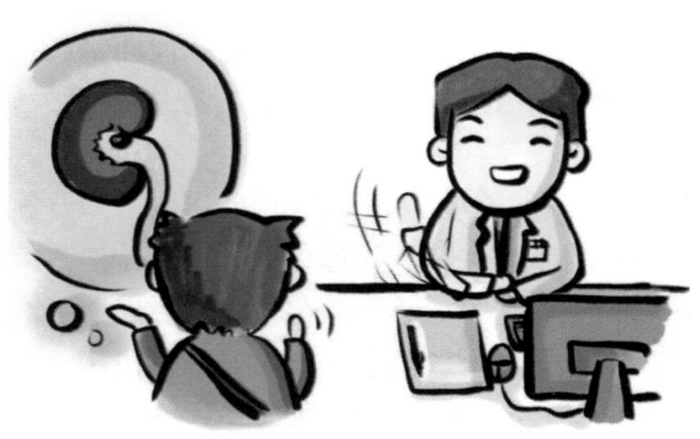

图 5－11　复查

70 行膀胱结石取石术时，为什么切前列腺

前列腺（图 5－12）是男性非常重要的性腺之一，是尿道的组成部分，输精管和膀胱口于此结合，平均长度约为 3 cm。随着年龄的增长，雄激素分泌量远不如年轻时，前列腺由于雄激素的减少而出现代偿性肥大，随之而来的就是排尿困难、尿潴留，严重影响患者生活质量。此外，患有前列腺肥大的中老年男性群体也是膀胱结石高发的人群。因此，手术切除前列腺增生部分既是治疗前列腺增生的疗法，也是治疗及预防膀胱结石的有效途径。

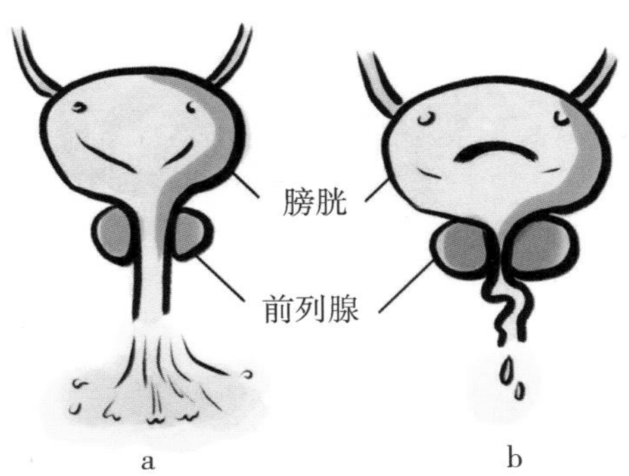

a：正常；b：前列腺增生

图5－12　正常前列腺与增生的前列腺

71 孕妇患尿石症，能做手术吗

保守治疗是患尿石症孕妇的首选疗法，包括卧床休息、服用解痉药物、多饮水促尿生成等。有50%～80%的结石患者可通过这些方法顺利排出结石。若结石引起顽固性腰、腹部疼痛，尿路感染，甚至脓毒血症等，则需要采取进一步治疗。严重腰痛或腹痛症状常合并泌尿系统感染，甚至全身感染，此时，根据患者情况选择对其较安全、有效的抗生素抗感染，再辅以止痛药物治疗。由于肾内有较大的空间，轻度结石不会阻塞尿液，因此，症状不明显或可以忍受的孕妇，可等到产后再予以治疗。但输尿管结石常会因结石阻塞而产生绞痛感，在这种情况下可做膀胱镜检查。在利用膀胱镜探查输尿管时，可以放置一条细长的双J管以直达肾盂，引流因为结石阻塞而潴留的尿液，从而缓解患者的疼痛。若导管安置困难，可进一步实施输尿管内视镜碎石。如果效果达不到预期，可直接从腰部穿一条导管到肾盂内对瘀滞的尿液进行引流以缓解症状。对准备进行体外冲击波碎石术的孕妇，需使用B超进行准确定位，再以碎石机碎石，以避免对孕妇和胎儿产生不利影响。

患了尿石症能不能行药物治疗

大部分临床常见的尿路结石都需要以微创治疗，甚至手术治疗的方式将其粉碎，随后才能被排出体外。但结石有时对机体没有太大的影响，这时，可选择对人体损伤较小的方式，如药物排石法。该法对微小的结石有不错的疗效。那么，哪些情况下可以选择药物排石？

（1）结石直径小于0.6 cm。

（2）结石表面光滑。

（3）结石以下的尿路无梗阻。

（4）虽有输尿管结石，但尿路未完全梗阻，且停留位置时间短于2周，尚未对输尿管造成损伤。

（5）尿酸结石和胱氨酸结石。

（6）经皮肾镜、输尿管镜碎石的辅助治疗。

治疗方法如下。

（1）饮水。每日饮水2 000～3 000 mL。

（2）双氯芬酸钠栓剂。对于输尿管结石，可应用双氯芬酸钠栓剂。

（3）α－受体阻滞剂或钙离子通道拮抗剂。α－受体阻滞剂或钙离子通道拮抗剂可应用于输尿管末端被结石阻塞的输尿管结石，使输尿管与膀胱结合处扩张，达到排石的目的。

（4）中医。中医治疗以清热利湿、通淋排石为主，佐以理气活血、软坚散结。常用的成药有尿石通等；常用的方剂有八正散、三金排石汤和四逆散等。针灸疗法无循证医学的证据，可以作为辅助疗法。针灸方法包括体针、电针、穴位注射等。常用穴位有肾俞、中脘、京门、三阴交和足三里等。

（5）溶石疗法。通过大量饮水稀释尿液，服用碱性药物，如枸橼酸钾、碳酸氢钠等，提高尿液的pH，螯合钙离子等促结石物质，促使结石溶解，达到排出结石的目的。

（6）运动疗法。跳跃运动有利于小体积结石的排出。

针对患者不同的结石类型，选择最适合患者的饮食搭配，可以大大减少结石复发的概率。尿路结石症患者每天要大量饮水，保证每日尿量在2 000～3 000 mL。需注意的要点如下。

（1）含钙结石。

A. 避免饮用富含碳酸或代谢草酸量多的饮料，如咖啡、红茶、可乐等。

B. 膳食平衡。既不能对含钙的食物过度畏惧，也不能摄入过高的钙，多食用正常含钙饮食，如牛乳制品。日常饮食中应多摄入草酸含量低的蔬菜、水果、粗粮和纤维素，且做到低动物蛋白、低盐摄入。饮食中应该减少嘌呤的摄入，少吃动物内脏、海鲜、啤酒等。

C. 控制体重。将体重控制在正常范围内，对预防尿路结石也是重要一步。

D. 药物预防。碱性枸橼酸盐螯合多余钙离子。

（2）尿酸结石。

A. 药物预防。碱性枸橼酸盐螯合钙离子，别嘌呤醇、叶酸抑制尿酸形成。

B. 远离容易产生高尿酸的食物，如海鲜、高汤、动物内脏等高嘌呤食物。

（3）感染性结石。

A. 根据尿液细菌培养药敏试验，选择相应的抗生素来治疗感染。

B. 推荐低磷、低钙饮食。

（4）草酸钙、磷酸钙由于结构较稳定，尚缺乏有效的药物溶解，只能依靠体外冲击波碎石或微创取石等方法来解决。

73 有治疗尿石症的中药偏方吗

中药治疗结石是切实可行的。临床上，医院常将中药方作为尿石症的个性化治疗的方法之一。尿石症的个性化治疗就是在综合患者的自身情况，结石所在的部位、大小、数目、形状、分布于单侧还是双侧，并通过检查判断有无梗阻、感染等并发症，全面、细致地分析肾功能受损程度及具备的治疗条件后所制定的方案。对于一个合格的泌尿外科医生，当患者绞痛发作时，首先考虑的应是缓解其症状，这一点和西医理论不谋而合。但能否妥善治疗，关键还是要根据检查结果，才能选择合理、安全的治疗方案。

尿路结石在传统的中医学里属于“石淋、砂淋”的范畴。中药所起的作用主要是利尿排石（图6-1）。对于体积较小（直径小于0.6 cm）的尿路结石，中药的排石效果较好。为了安全考虑，在使用中药排石时，还需考虑结石表面光滑度、形状是否规则，尿道是否存在畸形、狭窄及梗阻，也要注意排查感染或肾功能受损等伴随症状。若发作时出现尿痛、腰痛，甚至血尿，吃排石颗粒的同时可注射黄体酮松弛平滑肌以减轻疼痛症状。若患者伴有泌尿系统感染或肉眼血尿，排石颗粒配合消炎药如左氧氟沙星、三七片来联合治疗是良好的选择。体积较大的尿路结石需以采取手术或碎石疗法为主，辅以中药来调理。

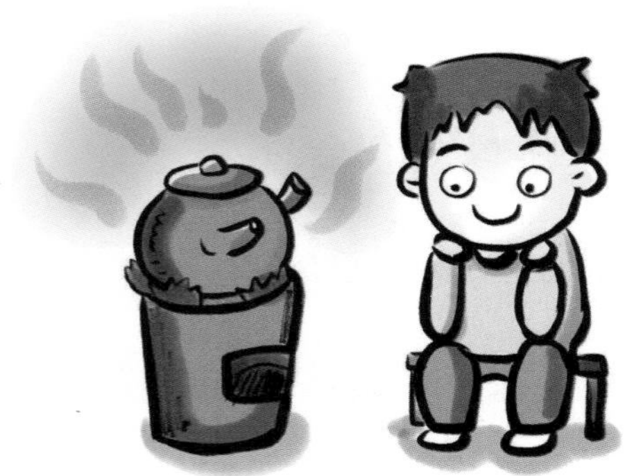

图6-1　汤剂的提取

目前，中药在尿路结石中应用广泛，例如金钱草，其治疗尿结石的主要机制如下。

（1）通过增加输尿管的压力，来增加机体的排尿量。

（2）通过促进输尿管的蠕动，进而推动结石沿着输尿管运动而被排出体外。

（3）降低血尿酸含量。

（4）对泌尿系统中受损的组织和细胞具有消炎、抗菌、修复的作用，进而有效地防止结石的复发。每次服药后，条件允许的患者可通过适量的运动，如原地跳跃、下蹲，再辅以轻拍腰部，有利于结石排出。治疗过程中，应密切观察患者情况。若发现严重肾积水、严重泌尿系统感染，或者突发剧烈肾绞痛，应该立即停药，做相关检查并采用其他的治疗方法，避免对肾功能造成进一步的损伤。

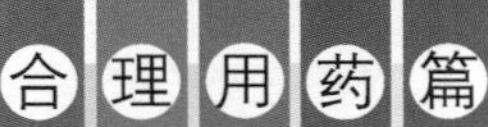

治愈标准如下。

（1）在机体排出的尿液中，肉眼下或显镜下均没有发现结石，且无血尿。

（2）B 超、X 线平片、CT 检查的结石影消失，无肾积水表现。

（3）临床症状和体征消失。

（4）尿液 pH 为6.5～7.5。

74 B 超检查结果显示有肾小结石，暂时没有症状，需要吃药吗

结石虽然暂时没有引起症状，但日后仍有可能长大并造成严重后果，万不可掉以轻心。若存在肾、输尿管结石，但无异样感，且检查结果提示结石直径小于6 mm，可以尝试保守疗法，这样的排石结果大多令人满意。首先，饮水是最重要的一环。尽量多饮水，保持每天尿量大于2 000 mL。其次，在尿路通畅的前提下，外加适量跳跃性运动，只要结石（建议小于5 mm）可以通过尿道狭窄部位，是完全可以通过上述方法来排石的。若肾结石直径超过10 mm，除尿酸和碳酸结石外，只能借助于机械治疗来帮助排石。肾结石若产生梗阻，导致肾积水，要尽快去医院治疗，以便消除梗阻、疏通尿路、防止炎症发生。我国的中药制剂对结石治疗也有一定的效果，例如，肾石通颗粒、排石颗粒等在促进小颗粒结石排出方面取得良好疗效。

患者需要注意合理安排日常生活和饮食构成。如果仍保持不健康的生活习惯，随着时间的推移，结石也会逐渐长大。因此，对于一些没有接受过专业治疗的小颗粒结石患者，最重要的是要保持良好的生活饮食习惯，定期检查，及时了解结石变化。

75 肾结石疼痛和血尿怎么处理

很多人认为肾结石所造成的疼痛程度与肾结石的大小有关，然而事实并非如此。当结石途经肾盂输尿管交界处到输尿管全段时，由于生理性狭窄的存在，即使是体积较小的结石，也可引起腰部剧痛，甚至可伴有同侧腹部的放射痛，临床称之为牵涉痛。如果痛感剧烈，也会导致尿频、尿急、呕吐等征象。如果结石出现的位置空间比较宽阔，如肾盂内，即使结石的直径较大，但未与黏膜摩擦，也没有那么容易引发痛感。

对于一个合格的泌尿外科医生，当患者绞痛发作时，首先考虑的应是缓解其疼痛，在明确结石成分后，立即采取适宜的治疗手段。但是需要注意的是，在排石治疗过程中疼痛是难以避免的，结石随着大量尿液的推挤，通过输尿管时必然会和黏膜上皮发生摩擦，此时虽然有痛感，但也是排石有效的表征。若疼痛实在剧烈，可输注解痉、止痛药，以缓解痛感。结石如果和黏膜有长期的摩擦接触，可刺激黏膜充血水肿乃至炎性息肉的形成，导致结石更难排出。同时，也会给体外震波碎石和输尿管镜取石带来障碍。因此，当保守治疗 3 ～4 周仍无效时，应果断采用介入治疗。

在尿路结石生长初期，由于结石较小或与黏膜接触时间较短，很少会有出血的症状。当结石长期与输尿管上皮黏膜摩擦，引起输尿管刺激性痉挛，除了会产生剧烈的绞痛感，摩擦的同时也会引起临近组织的损伤及出血。偶有洗肉水样尿液（即肉眼血尿），但在大多数情况下，凭肉眼是无法观察到尿中的血细胞，需要在高倍显微镜下观察尿液中是否存在血细胞。

临床上，常用黄体酮和维生素 K 治疗结石性血尿。黄体酮可缓解肾盂输尿管平滑肌的痉挛，还可以扩张输尿管径，起到缓解肾绞痛、促进结石排出的功效。维生素 K 是体内凝血系统不可或缺的重要组分，在绿色植物中含量较多。在解痉止血的同时，还需要预防性地使用抗炎药物，尽最大可能地保护泌尿系统的功能和结构。

结石患者的尿培养里有细菌怎么办

建议通过尿液细菌培养，明确具体致病菌，选择对应的抗菌药物来治疗。在没有饮水限制的情况下，最实用且最有效的方法是鼓励患者多饮水，建议每日饮水至少 2 000 mL，每 2 ～3 h 排 1 次尿。大量尿液通过尿道的同时，也会带走尿道中的大部分细菌。在日常生活中，尿菌多是由尿道口上行侵入的，因此，要注意保持会阴清洁干燥，勤换内衣裤，做到内外兼顾。饮食方面，推荐低磷、低钙饮食，减少结石发生的可能。

孕妇或儿童发生尿路结石导致的肾绞痛怎么办

如果不对结石采取治疗措施而任其发展，那么，结石可能会破坏泌尿系统从而导致严重并发症，如肾积水、肾功能下降，甚至是完全性的肾脏功能衰竭。因此，当孕妇患上尿路结石，需要前往正规医院进行治疗，但也不宜过早地采取过于极端的处理，尽可能避免使用会损害孕妇和胎儿的治疗措施

（图 6－2）。

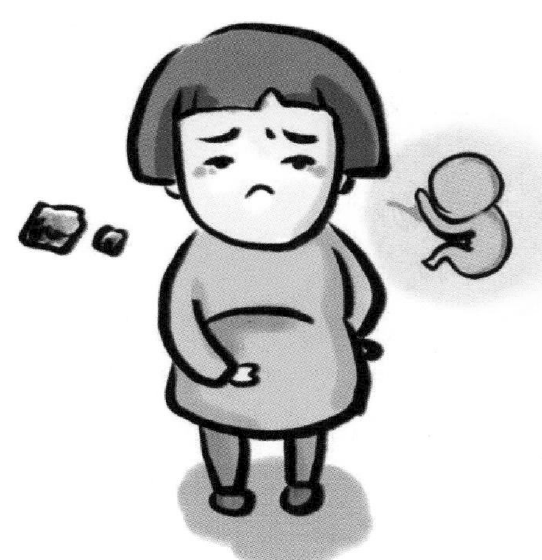

图 6－2　患尿石症的孕妇

由于妊娠期特有的生理结构改变，孕妇的尿石症症状与正常人相比显得更为严重。几乎 90% 以上的上尿路结石孕妇会出现肾绞痛这一典型症状。一方面，妊娠期特有生理性肾积水也可以引起类肾绞痛样疼痛；另一方面，肾集合管系统脆性增加，静脉上皮易受损，这也使产生血尿的概率大大增加。出现肾绞痛、血尿的症状后，感染往往相继而来。约有 1/3 的有感染结石的患者伴有尿路感染。若结石堵塞了输尿管膀胱壁段或输尿管口，尿道内压升高，会反射性引起患者尿频、尿急、尿痛感。除了以上的常见症状，孕妇在发生肾绞痛时常伴有恶心、呕吐、头晕、无力的感觉。

对于有严重腰痛或腹痛者，可服用止痛药。若合并有恶心、呕吐，则可用镇静药物。目前，临床上常用的止痛药曲马朵、镇静药哌替啶，均未发现它们引起胎儿致畸的报道。对于明显由于结石梗阻而引起的尿频、急痛症状，必须及时处理，以免延误病情，造成更严重的后果。输尿管内支架在孕妇尿石症治疗中的应用也十分有效。在妊娠期间需要尽量减少药物治疗，因为临床应用的药物，如黄嘌呤氧化酶抑制剂、噻嗪类利尿剂，对胎儿都有一定的副作用。对于尿路感染或全身感染者，需明确具体致病菌，选择对应的抗生素进行治疗，做到精准治疗。

对于儿童膀胱结石，可以采取简单但行之有效的解决方法，即大量饮水。大量饮水除了能够稀释尿液、促尿排石，也能够升高尿液的 pH，减缓结石生长的速度。在饮水时也可加小苏打或枸橼酸钠以碱化尿液，加速胱氨酸结石和尿酸的溶解。若膀胱结石较大，也可做经耻骨联合上缘膀胱切开取石术及造瘘术。由于小儿肾、输尿管结构尚稚嫩，为了尽可能地降低风险，近年来，肾输尿管结石一经发现，多即刻采取体外冲击波碎石术来治疗，有效保护了小儿泌尿系统的生长发育。

78 肾结石伴尿酸高怎么办

患者的日常饮食习惯决定尿酸的含量。建议少摄入肉类、动物内脏，多摄入含纤维素丰富的食品，避免摄入一些含高嘌呤的食物，如菠菜、各种豆类、菜花、海鲜等。啤酒是高尿酸最大的帮凶，一定要“敬而远之”。排尿酸药物，如别嘌呤醇、丙磺舒、叶酸等，可以有效降低体内尿酸。饮食、药物双管齐下，高尿酸不过是“纸老虎”。

79 如何防治药源性结石

以往，临床上常见头孢曲松使用不当，导致医源性、药源性结石疾病。因此，必须严格控制抗生素的滥用。防治措施如下。

（1）严格遵循临床用药指征。必须遵循医嘱，合理使用头孢曲松钠、头孢曲松钙，不能擅自用药，也不能加快、加大使用剂量等。

（2）在用药期间及时补充水分。用药时，尿液中的头孢曲松钠、头孢曲松钙离子浓度上升，易导致钠盐、钙盐析出而生成结石。若再加上发热、腹泻等症状，患者就会处于脱水状态，更容易诱发结石形成。因此，用药时一定要及时补充水分。

（3）用药期间停止补钙。用药期间，尿中已有高浓度钙离子，此时，若再补钙或摄入富含钙的食物，会导致尿钙浓度过高，从而析出结晶。临床上，明确禁止将头孢曲松钠和含钙制剂联合使用。此外，枸橼酸钾作为钙的螯合剂，可以有效防止钙离子沉淀。因此，摄入富含枸橼酸钾的橙子、柑橘可防止头孢曲松造成的结石。

（4）B 超监测泌尿系统和胆道系统。头孢曲松在使用中易导致泌尿系统和胆道的结石形成，应用 B 超监测有助于在早期发现结石，之后，根据患者情况立即停药或改用其他类型的抗生素。

结石预防篇

如何预防结石复发

根据国内外文献的报道和大量的临床病例，可以发现，尿路结石在术后有很高的复发率，可达50%以上。多数患者经过结石手术治疗痊愈后，仍保持不健康的生活习惯，忽略复查的重要性，结石就可能长大，甚至比治疗前的结石还要大。那么，该如何防治肾结石复发？

（1）去除病源。尿路狭窄、尿道感染、甲状旁腺功能亢进等都是结石好发的病因，也是结石易复发的主要原因。在去除结石时，应同时解决病因，从根本上防治结石。

（2）膳食疗法。膳食疗法就是根据患者的身体状况对患者的饮食做出调整，不仅要满足人体正常生理需要量，还要根据患者的一些生化指标，如血糖、血脂、金属离子等，进行每日摄入成分的调整，以达到改善病情的目的。

A. 多饮水，保持足够尿量，日均尿量大于2 000 mL，饮水要昼夜均匀。

B. 限制高嘌呤成分、高蛋白食物的摄入，如海鲜类食物。

C. 合理控制食物中钙的摄入量。

D. 减少钠盐的摄入。因为盐摄入过多会导致尿中钙的含量增加。因此，为了预防结石的发生和复发，可按照WHO推荐的人均日摄入量低于6 g的原则来进行。

E. 低草酸饮食。

F. 摄入富含纤维的食物。富含纤维的食物，如芹菜、玉米等，可在胃肠道中减少钙的吸收，达到减少尿钙的目的。但需注意的是，有些蔬菜的草酸含量较高，常见的有菠菜、苋菜、甜菜、花菜、芋头、红薯等。

G. 停止服用维生素A、维生素C和维生素D。维生素A和维生素C经过体内代谢，其中的代谢废物就包含草酸。如果过量摄入维生素A或维生素C，会间接增加结石复发的可能等。维生素D可以促进钙吸收，建议停止服用。

（3）药物治疗。在医生的指导下服用药物，包括噻嗪类利尿剂、别嘌呤醇降尿酸和枸橼酸钾，以减少尿中的钙离子。

81 尿路结石与饮水相关吗

如果日常饮水量较多（图7－1），人的排尿量和排尿次数也会增多，会增加对尿路的冲洗，及时带走尿路中的排泄物，从而减少尿中物质沉积的机会。除了结石，如果患者发生尿路感染，增加饮水量后同样可以加强尿液对尿路的冲刷、清洁，使细菌不易在尿路中滋生，从而有效地控制了感染的发展，也能减少感染诱发结石的可能。饮水以温开水为宜，平日养成多饮水的习惯，人均每日饮水量维持在2 000～3 000 mL即可，但每个人的需求量又不一样，因此，饮水量因人而异，在自己能接受的范围内即可。很多人口渴时才会想到饮水，这是不好的生活习惯，因为当人感觉到口渴时，表示身体已经处于缺水状态了。

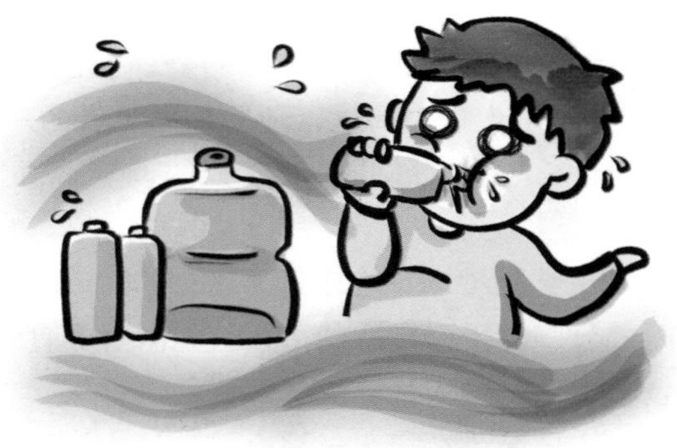

图7－1　科学饮水

82 得了尿石症还能补钙吗

过去有很多人认为，结石的形成与钙离子息息相关，尽量减少钙的摄入，就可以有效避免尿路结石的发生。科学研究表明，尿石症的患者仍然要根据患者的生理需要，科学、合理地补钙。如果盲目限制钙的摄入量，非但没有减少尿中形成结石的概率，反而会使结石生成率大大增加。这是因为很多结石的形成与肠道对钙的吸收关系并不大，如果限制钙的摄入量，会增加尿液中另外一种成石的物质——草酸的含量。同时，因为钙的摄入量不够身体的需求量，会导致骨质脱钙，从而导致骨质疏松。因此，从科学的立场出发，通过减少钙的摄入量来预防尿石症的发生，这种预防措施的可行性较小。但为了身体健康，也不应该过多地食用高钙食物。

尿石症患者对钙的需求，我们建议在日常饮食中予以补充。这样做的原因有两点：①食物中所含的钙在胃肠道内可以与肠道内的草酸结合，形成不溶于水、呈弱酸性的草酸钙，随后，随粪便排出体外，从而大大减少了人体对草酸的吸收。而被肠胃吸收的草酸在身体内只能通过肾脏代谢而后随尿液排出体外。通过减少体内的草酸，可降低尿路结石形成的概率。②血液和尿液的酸碱性，即 pH，对结石的形成意义重大。人类正常体内的微环境呈弱碱性。当我们的机体缺钙时，血液和尿液的 pH 呈偏酸性。临床研究表明，当血液和尿液的 pH 呈酸性的时候，尿路结石的形成概率很高；当 pH 为碱性的时候，可以抑制结石的形成，也维持了正常身体所需的环境条件。因此，无论是为了避免结石的发生，还是防止已有的结石继续发展，我们都要提倡合理补钙。通过日常的饮食，调节血液、尿液的 pH，使其偏碱性，从而抑制尿路结石的产生。

在日常生活中，补钙的食物有鱼肉、牛奶、苹果、菠萝等。值得一提的是，很多人在睡前有饮用牛奶的习惯，他们认为此举有助于睡眠。但是从预防结石的角度出发，我们不建议大家在睡前饮用牛奶。因为饮用牛奶后的 2～3 h 是钙离子通过肾脏代谢的高峰期。在短时间内，有大量的钙离子通过肾脏，而此时我们的机体正处于睡眠状态，正是机体浓缩尿液的阶段。这种情况下，尿液中钙离子含量增加，容易诱发尿路结石。因此，补钙要适量、适时、适度，要科学补钙，否则多余的钙可能会在肾脏中沉积，诱发或加重尿路结石。

从饮食中补充机体所需要的钙是一种比较好的补钙方式，人群依从性高，钙也比较容易吸收。从食物中补充的钙可以在胃肠道中与草酸盐螯合，既促进了草酸盐的排泄，又降低了高钙尿症的风险。我们建议，在日常膳食中钙的摄入量要达到 1 000～1 200 mg/d。对于现在市场上主要的补钙产品——柠檬酸钙与碳酸钙制剂，我们也做了比较，发现在膳食中补充柠檬酸钙或碳酸钙制剂，都可以显示降低机体尿酸草酸盐水平的作用。没有可信度比较高的研究能证明哪种钙制剂是最好的，因此，还是要根据自身的情况，适当补钙。

尿石症患者在饮食上应该注意什么

（1）日常饮食要合理，膳食应以低盐、低蛋白质、低油脂饮食为主。如果身体没有特别需要某种营养物质，日常饮食应该适量限制糖类、草酸盐等含量高的食物，如菠菜、苋菜、甜菜、花菜、芋头、红薯等。此外，还要注意在日常饮食中少吃豆制品，以减少嘌呤的摄入。

（2）对于日常饮食，应做到多种多样，荤素合理搭配。若条件允许，建议摄入营养丰富且富含多种维生素的食物。蔬菜中，可以多食用黄瓜、豆角、绿豆芽等；新鲜水果中，可以多食用雪梨、蜜桃、苹果、葡萄等。

（3）养成多饮水的习惯。如果人长时间不饮水或饮水较少，身体水分减少，就会从尿液中重吸收水分，导致尿液浓缩。尿液中的金属盐离子浓度增大，便容易析出而产生结石。合理补水既满足人体日常代谢所需，减少尿路结石形成的概率，也可保护肾脏，有利于充分排出机体内的各种废物和毒素。

此外，饮酒吸烟的人群应该注意，有研究表明，烟酒对尿路结石的形成存在一定的影响。啤酒能够加快体内钙离子的代谢，使患尿石症的风险增大。抽烟会使机体各器官功能减弱，导致代谢功能降低，从而引发结石的产生和影响清除。需要注意的是，油炸食品因可以增加尿液中钙离子的含量，同时，导致枸橼酸盐的排泄降低，由此而增加了患尿石症的概率。因此，从维护身体健康和预防结石的角度而言，我们应该戒烟戒酒，尽量少食用油炸食品。

如何预防尿酸结石

根据之前的问题可以得知，尿路结石的形成与机体的多种因素相关。现代人的饮食习惯容易使人患上尿石症，即使通过正规治疗而治愈了尿石症，日后也易复发。因此，做好预防工作至关重要（图 7－2）。其中，我们的日常饮食结构对尿路结石的生成有很大影响。合理调整我们日常的食物摄入量，能够有效预防结石的发生和复发。根据尿路结石的成分，饮食调理采取的方案也因人而异。注意事项如下。

（1）动物蛋白要适量摄入，特别是动物的内脏要少吃。

（2）保持清淡的饮食，低盐饮食是预防结石的保证。

（3）浓茶要少喝，多喝清茶或水。

（4）多饮水，户外的体力工作者或高温作业者更需多喝一些淡盐水来补充水量。

（5）每年体检时，应加做尿检，保留 24 h 的尿以供分析，可预见尿路结石发生的可能性。

A. 一般性预防。可增加尿量、改善饮食习惯、多运动、定期体检。

B. 特异性预防。对于有痛风史的患者，无论血液、尿液中的尿酸含量是否高于正常，都可以预防性地使用碱性药物来碱化尿液，使尿液的 pH 保持在 6.0 ～6.5，预防尿酸性结石的形成。倘若检测到患者 24 h 排出的尿酸含量大于 750 mg，证明此时尿液内的尿酸含量已经很高，若再应用排尿酸的药物，不仅会加重肾脏的负担，还会进一步使尿液中尿酸含量增加。已有研究证明，别嘌呤醇对高尿酸血和高尿酸尿患者有预防尿酸结石形成的作用，但对于单纯轻度血尿酸增高、无痛风症状的患者，一般不提倡预防性服用别嘌呤醇。肿瘤患者在进行放疗、化疗治疗时，身体内环境的紊乱会导致尿酸代谢异常，尿液中产生尿酸结石，因此，在进行化疗前要行别嘌呤醇预防性的治疗，以降低痛风和尿酸结石的概率，避免给患者增加痛苦。

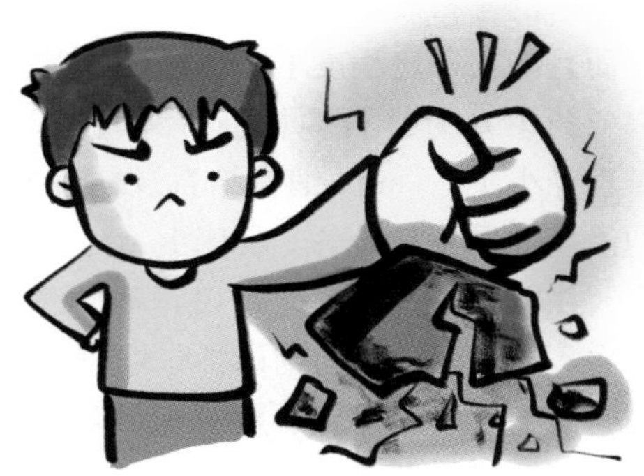

图 7 –2　预防尿酸结石

85 如何预防草酸钙结石

草酸钙结石是临床上最常见的尿路结石。目前，临床上较常用治疗草酸钙结石的药物主要有三大类：①维生素 B_6。维生素 B_6 用来治疗草酸钙结石的原理在于可使柠檬酸（枸橼酸）在尿液中与钙结合的水平上升，从而在一定程度上减少尿液中游离钙的含量，最终达到减少草酸钙结晶的目的。②氧化镁原本是治疗消化系统疾病的常用药，被当作软便剂来使用，而氧化镁的另一作用则是预防草酸钙结石的形成。但由于镁本身容易导致感染性结石的发生，因此，在一般情况下并不推荐使用。③柠檬酸钾（枸橼酸钾的别称）是目前临床上最常用的预防尿路结石发作的药物，柠檬酸能与钙离子形成难以解离的可溶性络合物，因此，对钙结石有很明显的预防效果。

在草酸钙型泌尿系结石的系统治疗上，药物的选择是非常关键的。同时，患者也要保持良好的饮食习惯。人体内会形成草酸钙结石，草酸钙在体内的大量沉积是不可忽视的重要原因之一。尤其需要人们注意的是，我们生活中常见的食物如菠菜、甜菜、芹菜、大豆类、茶叶、番茄、竹笋等都是草酸盐含量比较高的食物，因此，在摄入这些食物的时候一定要注意适量。

哪些药物可以防治尿石症

（1）促进结石排出的药物。我们熟悉的促排石药物主要包括各种类型的排石冲剂。目前，市场上普遍流行和临床上主要应用的排石药物绝大多数为中药制剂。中药金钱草的排石效果比较显著，得到大家普遍的认可。金钱草具有利尿的作用，而且能在一定程度上增加尿液的碱性程度，从而促进结石的溶解。常用的中成药主要为排石颗粒、石淋通等，其主要成分是金钱草。排石冲剂通常对直径小于 1 cm 的细小结石及体外冲击波碎石后留下的很多细微碎石的辅助治疗效果非常显著。临床上，许多患者因输尿管结石梗阻而引起急性肾绞痛，住院后，一般首先予以止痛解痉对症治疗；好转后，再予以快速补液；之后，再使用解痉药物以扩张输尿管；最后，再使用利尿药物，使患者在短时间内产生大量尿液，将输尿管结石冲刷至膀胱而排出。有时为了加快排石，也可辅以物理震动排石疗法促进结石下移。以往的治疗常用“总攻疗法”，其机制也是通过利尿、促进输尿管蠕动来促进尿结石排出。但是，这类药物往往只能“治标”而不能“治本”。

（2）溶石及防止结石增大的药物。各种不同成分的尿路结石需要不同的处理方法。据目前的医疗水平，能够安全地使用药物来溶解的结石成分只有尿酸盐结石和胱氨酸结石。这两种结石的成因都是尿液偏酸性而导致，因此，可以通过服用碱性药物来促使尿路结石溶解。同时，为了使结石更好、更快地排出体外，可以饮用大量的白开水，使每日尿量维持在 3 000 mL 左右，对尿结石形成有效的冲刷力，促进尿路结石的排出。也可以在自己能够接受的范围内直接饮用偏碱性的水，起到既能溶解结石又能排出结石的目的。枸橼酸钾是目前临床上比较常用的碱化尿液的药物，使用时要遵循医嘱，因为在服用这些药物时必须根据尿液的 pH 情况来调整用药量。与此同时，患者还需要配合服用抑制尿酸生成的药物（如别嘌呤醇）和降低胱氨酸浓度的青霉素胺，这样能更有效地促使结石溶解。此外，传统的中医认为一些中草药也有很好的溶石作用，如金钱草、海金沙、石苇等。对于治疗草酸钙、磷酸钙之类不可溶解的尿路结石，一般对于直径小的结石，可通过排石疗法来排出；而对于体积较大的结石，则只能通过手术或碎石来治疗。

对于尿路感染诱发的尿结石，除了治疗结石，还需控制感染。此类尿结石的产生与感染互为因果，因此，若想要彻底控制感染，必须彻底地清除结石，否则会形成恶性循环，甚至加重感染而导致病情加重。在临床上的一句经验之谈“结石要钱，出血要肾，而感染要命”，足见尿路感染的凶险性。临床上，若发现输尿管结石引起尿路感染，出现感染加重的情况，则需急诊，行输尿管置管引流。“流水不腐户枢不蠹”，治疗尿路感染最有效的方法就是外科引流，引流通畅后再辅以有效的抗生素，便可迅速控制感染。

哪些食物可以预防尿石症

调节饮食可有效降低尿路结石的复发率。导致尿路结石形成的因素是错综复杂的，各类尿路结石的组成也不同，因此，要想通过饮食来预防结石症或想在已患结石症的基础上通过改善饮食来使疾病情况有所好转，就要在机体代谢紊乱的基础上，注意多饮水及适当地进行户外运动，同时，要合理地安排膳食。

（1）重视富含纤维食物的摄入。大量的研究表明，我们平日纤维的摄入量越少，相对地，患尿石症的概率越大。这是因为，增加纤维食物的摄入量可减少草酸、蛋白质的摄入，使尿中的草酸钙和尿酸减少，达到减少尿石症发病率的目的。富含纤维素的食物有各种谷类、薯类食物及各种新鲜蔬菜等。饮食上，需要做到粗细搭配，营养均衡。因此，建议大家平时适当食用新鲜蔬菜和粗粮，这样不仅能预防尿石症，还能促进人体多种营养素的吸收。

（2）适当增加含钙食物的摄入。如果体内的钙水平低下，机体为了调节体内的钙水平，会导致骨质溶解，从而影响骨质的稳定，使游离钙的浓度在血液及尿液中增高。与此同时，还会导致胃肠对草酸的吸收增加，进而造成肾对草酸的排泄增加，显然这样就会大大地增加草酸与钙结合生成沉淀的概率，最终导致尿路结石的生成。正因如此，膳食中应适当地增加含钙食物的比例。在挑选食材的时候，尽量优先考虑含钙高的食物，如牛奶、鱼虾、海带等。但是要注意，不要认为预防尿路结石的方法就是提高体内钙的水平而进食钙片，因为这样恰恰会适得其反。

（3）摄入维生素含量丰富的食物，维生素是人体日常所需的微量物质，保持合理的每日摄入量可有效维持机体的正常活动。虽然在之前的问题中提及维生素 A 和维生素 C 的代谢产物有草酸，但是切不可“因噎废食”。

平时需要限制食用富含大量草酸的食物及动物蛋白质和高盐食物等，这些都是预防尿石症的注意事项。

（1）限制摄入含大量草酸的食物。虽然科学实验证明尿中的草酸大多数来源于机体本身的代谢，只有少数来源于食物，但是，仍需要限制过量地摄取含大量草酸的食物，以便减少肠道对草酸的吸收。

（2）控制动物蛋白质含量高的食物的摄入量。机体过量地摄入动物蛋白质后，会在体内代谢，生成大量的草酸和钙。为了加速排泄出体外，尿液中的草酸和钙的浓度也会相应地升高，同时，使枸橼酸盐的排泄减少，降低尿液的 pH，给草酸钙结石的形成创造了酸性的条件，从而增加了尿路结石形成的概率。因此，在日常饮食中应注意适当减少动物蛋白质的摄取量。

（3）避免摄入高盐食物。进食高盐食物会增加尿液中钙的含量，同时，使机体对枸橼酸盐的排泄减少，进而导致尿液中的 pH 降低，即尿液被酸化，使发生尿石症的概率大大增加。因此，在平时我们应保持饮食清淡，在烹调时少放盐，且少吃咸菜、腊肉和煎炸类等含盐量高的食品。同时，谨记多饮水，做到规律、有效地排尿，这样在一定程度上可有效地预防尿路结石的发生与复发。

（4）忌大量食用菠菜。草酸钙是尿路结石中最主要的成分，在日常生活中我们所见的蔬菜里以菠菜的草酸盐含量最高。因此，尿石症的患者如果大量食用菠菜，就会增加尿液中草酸盐的排泄，进而可能加重病情。健康人在食用菠菜后也应多饮水，以稀释尿液中的草酸盐。同时，建议采用烫食法，这样可能会较好地预防尿结石的发生。

（5）不宜摄入过量的糖。尿石症患者不宜过多摄入含糖量高的食品，因为这样会使尿糖含量增加，不但会妨碍尿石症的治疗，还会促进尿路的结石进一步形成。

预防结石，最重要的是多饮用白开水。研究表明，健康成人若是每天增加一半的尿量，就可以使尿石症发病率下降 86%，因此，推荐成人最好使每日尿量维持在 2 000 ～ 3 000 mL。此外，每日饮水量在各个时间段要均衡，尽量不要忽多忽少。餐后 3 h 是机体排泄的高峰，因此，要尽量保持足够的饮水以产生足够的尿量来带走代谢产物。多饮水是最常用也是最简便有效的预防结石方法。

88 尿石症患者需要限制肉类摄入吗

人体对蛋白质的需求是有限的，绝非越多越好。尿石症患者需要限制肉类摄入。人体的细胞、组织的重要成分就是蛋白质。蛋白质参与机体所有重要部分的组建。摄入过量的肉类会使蛋白摄入过量。肉类中的蛋白质在供应身体需要之后，摄入过剩的部分则需要通过肾脏来排泄，这加重了肾脏的负担，还会导致尿液中钙和尿酸的含量增加，枸橼酸盐的含量减少，这样会显著地增加尿路结石形成的风险。因此，建议日常饮食以素食为主，适当地摄入肉类蛋白质，多食用含纤维素丰富的食品。

89 盐或肉类摄入过量，更容易长结石吗

盐或肉类摄入过量，患尿石症的风险增加。盐含钠离子，肉类的嘌呤含量高。嘌呤是普遍存在于人体内的一种常见物质，在机体中主要以嘌呤核苷酸的形式存在，是组成 DNA 的重要成分。嘌呤在体内最终的代谢产物是尿酸，但在此之前，需要机体对其进行彻底的分解之后才能进行代谢。若患者血液中的尿酸含量升高，它可在身体的关节、软组织、软骨及肾等位置发生沉积而形成结晶，进而导致关节炎、尿路结石及肾病等。尿酸升高可促使尿中草酸盐加速沉淀。在日常生活中，嘌呤含量较高的食物有动物内脏、海产品、花生、豆角、菠菜等。大量的相关研究表明，食物中多种营养成分的组成与尿路结石的形成有着密不可分的联系。其中，较为肯定的有以下几种：钙、蛋白、嘌呤、草酸、钠、镁、维生素 A、维生素 C、维生素 B_6 等。常言道“病从口入”，随着现在人们生活水平的普遍提高，生活方式也发生了很大的变化，许多人出现营养过剩，生活方式又极为不健康，临床中许多尿路结石患者伴有高尿酸血症，甚至伴有痛风及肾功能不全病史，故而高尿酸血症患者易患尿路结石。

90 素食者会长尿路结石吗

尿路结石的形成与食物的组成成分的联系十分密切。素食者可能也会长有尿路结石，但相对而言，素食者患尿石症的概率会小一些，因为素食者与长期食用动物蛋白、糖和脂肪的人对比，其尿液中的尿酸和钙的浓度较低，因而形成结石的概率也就较小。尿路结石中最常见的是含钙结石，主要由草酸钙和尿酸钙组成，是尿中较为常见的晶体。这些晶体正常情况下在尿里呈游离分解状态，然而，在过量时容易析出沉淀，形成尿路结石。假如人在短期内食用大量的动物蛋白和糖，这些蛋白质和糖在机体内进入三羧酸循环，产生大量的草酸和尿酸，但机体无法在短时间内将代谢产物完全排出体外，较多的草酸和尿酸就会在体内堆积，这正好对肠道吸收钙起到促进作用。另外，脂肪的过多摄入也可能会导致尿中的草酸盐含量增加。可见，若不注重合理饮食，在较短的时间内摄入过多的糖、动物蛋白和脂肪，则会大大增加泌尿结石的形成概率。草酸、维生素 C 含量高的蔬菜、水果都是尿路结石的诱因。因此，不宜多食用维生素 C 含量丰富的食物，如橘类水果、柠檬、西红柿、草莓等。尽管素食有诸多的益处，但坚持完全素食主义则可能导致由于营养素不均而引起的缺铁性贫血和缺钙等营养不良性疾病。

此外，某些种类的蔬菜也不建议过量摄入，如菠菜、芹菜、番茄等。这些蔬菜的草酸含量较为丰富，与其他食物中的钙结合，非常容易形成草酸钙结石，这就是为什么很多女性崇尚吃素却易患结石症的重要原因之一。此外，完全吃素并不能给人体带来均衡的营养，很容易导致食物营养成分比例失调，并会造成动物蛋白质摄入不足。即使在吃素的过程中额外补充了豆类等植物蛋白，机体对植物蛋白的吸收和利用也远不及对动物蛋白的。当完全素食者没有摄入足够的动物蛋白质时，会导致机体内的相对应的碳水化合物、蛋白质、脂肪比例失调，这时，会引起诸如免疫力下降、贫血、消化不良等。因此，建议大家不要成为绝对的素食主义者，饮食一定要均衡，荤素搭配才能更健康。

虽然尿路结石的发生与饮食有一定的联系，但关键因素是与患者自身体质。结石症是一种终身性疾病，与高血压、糖尿病等慢性病一样，都需要终生预防及治疗。尿石症复发率很高，只能在饮食预防上减慢结石复发的速度（图 7－3）。

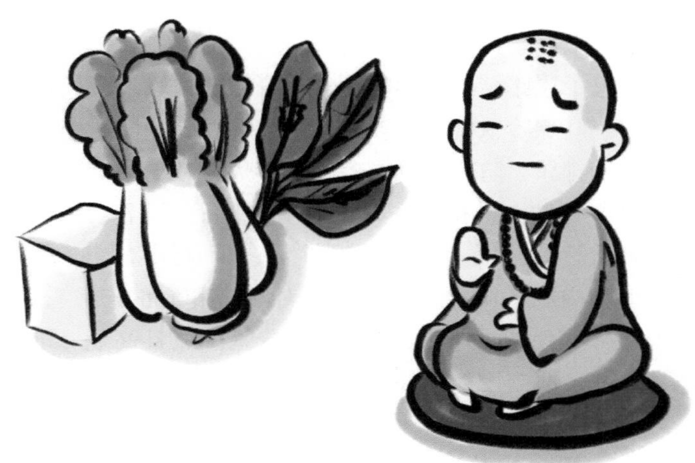

图7－3　饮食与尿路结石

91 哪种水果对预防尿路结石好

建议尿石证患者在平时适当增加富含枸橼酸的水果的摄入，健康人群也可采用富含枸橼酸的水果食疗来防治肾结石。食用富含枸橼酸的水果在一定程度上可防止结石的形成，其防止肾结石形成的原理与枸橼酸氢钾钠颗粒（友来特）的药理相似。因此，尿石证患者应适量食用富含枸橼酸的水果，如梅子、猕猴桃等，这些水果都是大有裨益的，其他的还有西瓜、梨、苹果、梨子等。尿石证患者还应适当增加富含维生素 A 的果蔬的摄入，如苹果、胡萝卜、番茄等，这些水果对尿路结石上皮的修复有好处。富含维生素 C 和果酸的水果，也可以适当增加摄入量，它们可以一定程度上预防和减少尿路结石的发生。综上所述，尿石证患者应当适当增加维生素含量丰富的水果和蔬菜的摄入。那么，尿石证患者应该避免吃哪些水果？对于尿路结石患者，橘子不宜食用过量，还有其他酸性水果也不宜食用过量。尿路结石患者不宜多食用柿子和榴梿。

92 爱食用肥肉、动物内脏、海鲜的人群容易长尿路结石吗

相对而言，爱食用肥肉、动物内脏、海鲜的人群会比正常饮食的人群更

易患上尿石症。尿路结石与饮食习惯（如嗜酒，喜食辛辣、富含草酸类、胆固醇高、脂肪含量高、热量高、含钙高类的食物）相关。在临床上，医生发现多数患者患了尿路结石的同时还伴有高尿酸血症及高脂血症，这与患者长期的高蛋白、高嘌呤饮食相关。从预防上而言，预防尿路结石的重要方法就是多饮水、勤排尿，防止晶体及各种有形成分在尿中沉积，即使已经形成小的结晶，也可通过大量排尿在早期将其排出；适当食用碱性果蔬（如菠萝、苹果、黄瓜等）及喝苏打水等碱性水；少食用高嘌呤食物，高嘌呤食物主要包括动物内脏、海鲜、鱼虾等；对咖啡和酒的态度应秉持“能不喝就不喝，若是非要喝则少喝”的原则；避免在烈日高温下长时间工作；适当增强体育锻炼，适当增加户外活动，避免久坐等。

93 尿石症患者能饮茶吗

尿石症患者应当多饮用白开水，饮茶可能会增加尿路结石形成的概率。但若是实在难以舍弃饮茶的习惯，则应该减少饮茶的次数或尽量少饮用，或在泡茶的时候泡淡一点，这样能够达到降低茶叶浓度的效果，从而使水的比例提高，使草酸的浓度相对降低。此外，一定要注意不要在空腹时饮茶，由于胃内空无一物，仅有的茶水成了胃可吸收的唯一对象，这时候就会导致较大量的草酸被吸收进入体内，形成结石的概率比较高。在尿路结石的成分中，80% 以上的尿路结石都属于草酸钙结晶。其中，饮食中的草酸与钙质的含量是影响尿道中草酸钙结石形成的重要因素之一。一方面，为增加各种可能形成结石的成分及已形成的细小结石被排出体外的机会，患者可以大量饮水，增加尿液的排出量，来避免细小结石在尿路的沉积，进而达到预防结石症发生的效果；另一方面，则是通过限制富含草酸盐食物的摄入量，减少草酸盐在体内的沉积，从而达到预防尿石症的目的。但人们酷爱的茶叶中的草酸含量较高，因此，有尿路结石病史及家族史的人，要尤其注意饮茶的量与方式。饮茶爱好者或许认为饮茶的同时摄取了大量水分，一方面，可以降低结石形成的概率，另一方面，还能增加尿量以促进结石的排出。但有研究表明，就形成草酸钙结石的概率而言，饮茶还是比饮水更易形成尿路结石，因此，建议尿石症患者应当以饮水为主要的摄水方式而不是饮茶。除了茶叶，草酸含量高的食物还有菠菜、芹菜及可可等。总之，饮水是治疗及预防尿路结石的经济、有效的办法，还要养成饮用苏打水或柠檬水的习惯。

吃鱼或口服深海鱼油能预防尿石症吗

深海鱼油的作用功效如下。

(1) 调节血脂水平，清理血栓，防止血液凝固，拥有预防脑血栓、脑出血及卒中等疾病的功效。

(2) 预防关节炎的发生，缓解痛风、哮喘等疾病，且能够暂时缓解由关节炎引起的肿痛。

(3) 预防老年痴呆症、营养大脑、改善记忆。

(4) 改善视力、防治老花眼。

(5) 维护视网膜。

深海鱼油的副作用如下。

(1) 若肝病患者服用过量的深海鱼油，则可能会相对增加患者出血的风险。

(2) 对海产品容易过敏的人在服用深海鱼油时，很有可能会出现相关的过敏症状，如皮肤瘙痒、皮疹等。

(3) 若糖尿病患者摄入过多的深海鱼油，可能会导致血糖升高，从而使病情控制难度更大。

(4) 若高血压患者过量服用鱼油，可能会导致血压过低，这与尿路结石的相关性较小。

综上所述，口服深海鱼油并不能预防尿路结石。

尿石症患者能食用菠菜吗

菠菜中的主要成分有草酸、蛋白质、碳水化合物、钙、磷、铁、胡萝卜素、维生素 C 等。由于菠菜中含有大量的草酸，若结石患者体内钙质过量而又在短时间内大量摄入菠菜，则很容易形成草酸钙结石。因此，建议结石患者少食用菠菜。

在尿路结石中，最常见的结石是草酸钙结石。根据临床统计，在尿路结石中，成分为草酸钙的患者在我国所占的比例约为 87.5%。一个泌尿系统功能正常的成人每天从尿中排出的草酸盐含量为 12～40 mg。这些可排泄的草酸盐绝大多数来自食物，因此，如果食物中的草酸盐摄入量过多，就会导致尿液中的草酸钙处于过饱和状态，过剩的草酸钙晶体便可能从尿中析出而形成结石。日常食用的食物中含草酸盐最高的是菠菜。尿石症患者如果不禁食菠菜等草酸盐含量高的食物，病情可能会加重，导致已经形成的结石会越来越大，越来越多。于正常人而言，食用菠菜后应适当多饮水，以稀释尿液的浓度，从而降低尿液中草酸的浓度。食用菠菜的方法，最好是烫食，这样对预防结石有益。因为菠菜中富含的大量草酸盐是水溶性的，若非烫食，则大量的草酸盐在烹饪的过程中溶于水。如果遇到可溶性钙盐，那么草酸盐能与之发生化学反应而生成难溶于水及酸的草酸钙，这是结石的主要成分。

96 尿石症患者能食用豆腐吗

尿石症患者可以适当食用豆腐等豆类食品，但还是建议要积极通过药物及手术碎石等来治疗。另外，平常要注意充分休息，清淡饮食，忌食生冷油腻食物，且避免过度劳累及剧烈运动。

97 嗜食甜食、可乐，会长尿路结石吗

相关研究证实，50 岁以上的女性群体过量地摄入甜食，易导致胆结石。食用过多的甜食还会导致胰岛素的分泌增加，进而使胆汁内胆固醇、胆汁酸和卵磷脂三者的比例严重紊乱。机体还会把剩余的糖自行转化为脂肪而储存在机体，导致肥胖。因此，过多的甜食而导致的肥胖就是给胆结石创造有利条件。

（1）糖是人体的重要养分之一，是人体活动的重要能量来源，因此，需要不断补充。然而，若短时间内大量摄入糖类，尤其是乳糖，则会为结石的形成创造良好的条件。研究结果表明，无论是正常人，还是结石患者，在口服 100 g 蔗糖后，于 2 h 后对他们的尿液进行检测，发现尿液中的钙和草酸浓度均有较明显的上升。若服用乳糖，则促结石生成的概率会更大。由于乳糖能够促进小肠对钙的吸收，因而会更容易导致体内草酸和钙的结合及积存而形成尿结石。来自美国科学家的一项最新研究结果表明，摄入含糖较高的食物，会促使肾结石的罹患率增加。因此，这研究结果提醒我们平时应注意少摄入甜食。

（2）可乐（图 7－4）。长期大量饮用可乐可能会导致体内血钾含量过低，从而表现相应的低钾血症症状，如四肢乏力、便秘，甚至心脏不适等。可乐中含有的糖和咖啡因可能是导致机体低钾血症的原因之一，糖会干扰钙的吸收利用，这一点早就为人们所知。也有许多实验证实，甜饮料是促进肾结石形成的原因之一。美国是肾结石多发大国，甚至儿童中也有肾结石患者，相关学者认为，儿童的尿路结石与甜饮料的过多摄入可能密切相关。不仅是调查结果证实了甜饮料摄入与肾结石的风险相关，人体实验的结果也发现了直接的证据。例如，最近一项研究结果发现，机体在饮入适量的可乐之后，研究人员检测草酸钙型肾结石相关的生化指标——Tiseliusindex，发现其值出现较明显的升高。扫描电镜检查结果也提示，人体摄入一定量的可乐之后，所收集的尿样本会更容易出现草酸钙结晶。还有研究表明，人体摄入 1～2 g 的维生素 C，会导致尿液中草酸含量明显升高，Tiseliusindex 升高，进而增加肾结石形成的风险。因此，在摄入含维生素 C 高的饮料时要尤其注意。

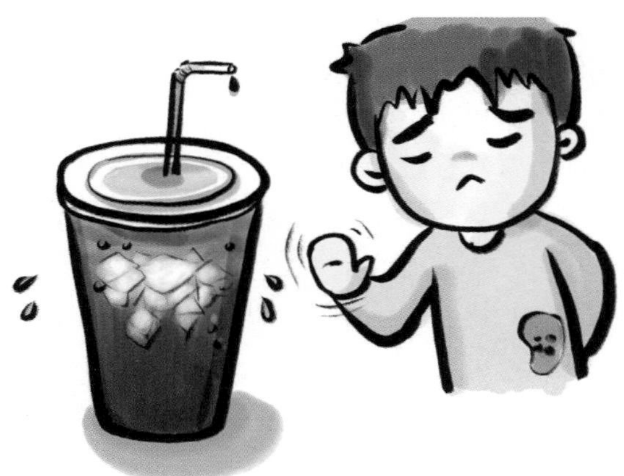

图 7－4　饮料与尿路结石

护 理 篇

尿路结石影响怀孕吗

尿路结石本身是不影响怀孕的，但若孕期有较大的结石落入输尿管而形成堵塞，就会造成尿路梗阻，引发肾绞痛，即腰部的剧烈疼痛。有时还会出现腹痛、血尿、恶心、呕吐等症状，影响孕妇身心状态，此时，尿路感染也易发生。泌尿系统发生感染形成的炎症及肾结石引发绞痛时可能会进一步诱发子宫收缩，甚至会引起出血、流产。

因此，建议孕前行常规检查，排除结石症后再受孕。尿石症患者应及时到正规医院进行系统治疗，痊愈后再考虑受孕，以避免在怀孕期间结石发作，对胎儿不利。

孤立肾结石患者可以进行手术吗

孤立肾，即人体内仅有一个肾脏能维持身体日常的需求。因机体无另一个肾脏进行代偿，孤立肾并发肾结石时更易引起尿路梗阻，进而导致肾积水影响肾功能，对机体产生严重的影响。选择的治疗方式要充分权衡对肾脏的损害，一般直径小于 2.0 cm 的结石可首选体外震波碎石。当结石较大时，应考虑在治疗前置输尿管内支架管，以利尿液的引流。联合应用经皮肾镜取石术可以缩短疗程，减少对肾的损害。孤立肾结石也可选择开放式手术来治疗。

主要的处理方法如下。

（1）体外冲击波碎石术。将结石在 X 线或超声下进行准确定位，再利用高能冲击波聚焦后作用于肾结石，使结石裂解成碎片，直至结石被粉碎成细沙，随尿液排出体外。实践证明，它是一种安全、有效的非侵入性治疗方式，因此，受到广泛的欢迎。它适用于直径不大于 2.0 cm 的肾结石及输尿管上段结石。应在尿路通畅的情况下行体外冲击波碎石术手术。若行体外冲击波碎石术治疗时遇到孤立肾患者，则容易出现医源性梗阻致无尿、少尿。因此，孤立性肾结石患者碎石前应留置双 J 管，可起到良好的内引流作用，也有利于结石被粉碎后的安全排出，因此，体外冲击波碎石术被视为治疗孤立肾结石的理想方法。

（2）微创经皮肾镜取石术。微创经皮肾镜取石术被称为“打洞取石”，即通过在患者腰部切开直径约为 0.5 cm 的切口，建立一个取石通道，通过此通道置入肾镜，经超声气压弹道碎石机或钬激光碎石机，将肾内结石，尤其是铸型结石、输尿管上段结石裂解成碎片后再取出结石。此方法的结石取净率高，在患者身上留下的创伤极小，且出血量较少，平均每台手术时间约为 30 min，术后 3 ～5 天患者即可下床活动。

（3）体外冲击波碎石术与微创经皮肾镜取石术的联合疗法。体外冲击波碎石术对铸型结石，尤其是周围大块型结石，一般只能实现原位碎石和松动，即使是有部分排出，也易导致输尿管结石残留；而微创经皮肾镜取石术仅适合直径小于 7.0 cm 的结石，对于比较大的嵌顿性结石则较困难。因此，体外冲击波碎石术与微创经皮肾镜取石术的联合疗法则可明显提高此类型结石的手术成功率。

（4）开放性手术（指任何一种外科切开，暴露机体肾脏，并从集合系统取出结石的方法）。据国外相关报道，对于复杂性的肾结石，如合并有肾盏颈狭窄的孤立肾结石，采用开放手术取石仍占一定的比例。其主要术式有：①肾窦内肾盂切开取石术；②肾盂肾实质切开取石术；③无萎缩性肾实质切开取石术；④肾盂切开加气压弹道碎石术。

（5）腹腔镜治疗方法。使用腹腔镜处理复杂的肾结石。

体外冲击波碎石术对肾脏的损害大吗

体外冲击波碎石术的工作原理为：在利用体外冲击波穿过组织 - 结石界面时，由于声阻抗骤变而产生脉冲性高压振荡，从而使结石裂解成碎片。体外冲击波因其非侵入性和高成功率已成为治疗尿路结石的重要方法。在使用体外冲击波初期，认为该治疗方法只会在早期对肾脏产生可复性的轻微损伤。随着体外冲击波治疗患者数量的逐渐增加，治疗后随访的时间延长，发现在体外冲击波碎石术后会产生一些远期的严重并发症，包括肾萎缩、肾功能丧失、高血压、结石复发、输尿管狭窄等。

因此，为了防止这些危害，建议：①选择性能佳的碎石机；②一般采用低能量的方法来碎石，每次轰击最好控制在2 500次以内；③每次治疗的间期不得少于7天，以利于损伤组织的恢复；④术前应留置双J管；⑤术前、术后预防泌尿系统感染，若出现严重感染，可急诊行患侧肾造口。

体外冲击波碎石术的适应证如下。

（1）肾结石。直径不大于2.0 cm的肾盂或肾盏单发结石，或总体积与之相当的多发结石及肾中度以下积液是体外冲击波碎石机碎石的最佳适应证。直径为2.0～3.0 cm的结石在一般情况下仍可以选用体外冲击波碎石术，但术前要求放置输尿管导管或支架。其中，需要特别注意的一点是，对于合并中度积液以上的患者，无论结石体积有多大，都应首选手术治疗。

（2）输尿管结石。直径小于1.5 cm的中、上段输尿管结石是原位体外冲击波碎石术的最佳适应证。若结石在输尿管停留的时间已经超过6个月，或体积巨大，或结构致密，或积液在肾中度以上，或为下段结石，则都应首选手术治疗。

（3）膀胱结石。膀胱结石首选的治疗方法是经尿道体内碎石术，直径不大于2.0 cm的结石可以行体外冲击波碎石术。对于尿道狭窄或前列腺增生症合并尿道梗阻的患者，因体外冲击波碎石机治疗后的碎石难以安全地排出，故应首选手术治疗。

（4）尿道结石。对于尿道结石，可首选直接取出或原位气压弹道碎石，也可推回膀胱，再行体外冲击波碎石术。

体外冲击波碎石术的禁忌证如下。

（1）妊娠。

（2）凝血机制异常。

（3）急性尿路感染，结石梗阻并肾积脓，慢性尿路感染。

（4）结石远端尿路器质性梗阻，非梗阻性肾功能不全，双侧上尿路结石梗阻并肾功能不全。

（5）严重心血管疾病患者，严重糖尿病患者，带有心脏起搏器的患者。

（6）传染病活动期。

（7）复杂性结石。

（8）结石梗阻并肾中重度积液。

101 行尿路结石术后，放置的多条引流管各有什么作用

结石术后患者的引流管较多，这些引流管的作用为：①引流尿液，使尿

流保持通畅；②压迫止血，或引流切口外渗出的积液；③促进切口愈合；④便于及时观察术后有无出血、漏尿；⑤有效防治尿路狭窄。

（1）双J管。双J管因两端卷曲似猪尾，又被称为猪尾巴管，是长约为30 cm，直径为2～3 mm的硅胶管。双J管放置在输尿管中，一端被放在患侧肾盂，另一端被放在膀胱。由于其组织相容性好，对尿路黏膜损害较小，不易移位，且将其植入输尿管后还能起到支撑和引流的作用，与此同时，还能够防止吻合口出现狭窄及输尿管扭曲而变得畸形，有利于吻合口较好地愈合，便于观察引流液的性质，因此，尿路结石术后患者通常需要留置双J管。一般放置10～15天。如果过早拔除此管，吻合口不易愈合，但久置则会因为异物刺激而引起尿路感染。通常用于肾盂内引流、输尿管切开取石、输尿管成型、输尿管再植或同种异体肾移植等。这样能有效地预防切口发生尿瘘和感染，缩短患者的住院时间，因此，双J管在临床上得到广泛的应用。输尿管内支架管一般在术后保留1个月左右再拔除，也可根据患者自身情况做适当的调整。

（2）尿道支架管。尿道支架管指留置在尿道内用于支撑尿道的管道，适用于因尿道断裂或尿道狭窄而需施行手术的患者，一般术后3周左右予拔管。一般不实施常规冲洗，以免引起尿路感染。导管放置2～3周，夹管3天，观察无异常后可予拔管。可利用B超检查来确认肾脏的大小、肾积水的严重程度，以便确定穿刺点的位置。一般穿刺点定位在腋后线与第12肋交叉点以下2 cm或稍偏内的位置。

（3）肾造瘘管。行肾盂成型手术时需留置肾造瘘管，肾盂造瘘管也适用于某些疾病需终身带管者，如无法纠正的泌尿系梗阻等疾病。

（4）留置导尿管。留置导尿管是指经尿道插入膀胱来引流尿液的尿管，主要用于各种手术后留置导尿，也常用于尿潴留时引流尿液，也可测膀胱残余尿及膀胱尿道造影等。常用的留置导尿管有以下3种：①带气囊的二腔导尿管，标准结构包括排液腔对开排液孔、排液漏斗、注水腔、注水孔、注水漏斗、单向阀、气囊；②三腔导尿管，常用于经尿道前列腺电切和经尿道膀胱肿瘤电切术后，其标准结构包括注水腔、注药腔、排液腔、注水漏斗、单向阀、注药漏斗、排液漏斗、侧错开排液孔、侧开注药孔、气囊、注水孔、止流卡片，主要增加了侧开注药孔（或被称为冲水孔），以便于持续膀胱冲洗，防止血凝块堵塞管道；③硅胶管带气囊的二腔前列腺导尿管，常用于前列腺增生并发尿潴留且不宜手术、需终身带管以解除尿潴留者，其末端弯而细尖，且较硬挺，容易通过狭窄部以进入膀胱，以留置导尿。

（5）膀胱造瘘管。留置位置一般定位于耻骨上，常用蕈状导尿管以充分引流尿液，适用于有尿潴留但不能从尿道口导尿的患者，或经膀胱手术后给予暂时性或永久性留置管道的患者，如尿道断裂的患者等。

（6）肾周引流管。在肾盂手术时将引流管放置在肾周围，以便引流术中残留在肾周围的渗出液及积液，一般在术后 5 ～ 7 天可拔除。

（7）膜后引流管。膜后引流管多为橡胶管，引流手术区的渗液、渗血及外漏的尿液，便于观察创面出血情况、吻合口愈合情况、有无漏尿等。一般情况下，此管引流出血性液体为 100 ～ 200 mL，一般术后 3 天在无异常情况下可拔管。

102 行体外冲击波碎石术后，怎样加速排石

采用综合排石措施可更快地排出碎石。

（1）药物排石。碎石治疗后口服排石汤，可利尿排石、行气止痛；或碎石治疗后 3 天内给予静脉滴注抗炎解痉药，对组织具有消炎、解痉、止痛的作用，便于利尿排石。术后给予抗炎解痉药后，也可让患者口服中成药，如排石颗粒。患者需向医生咨询术后使用药物的剂量、用法及不良反应等，不主张在没有医生指导下自行用药。在急诊科行体外冲击波碎石术及术后出现肾绞痛的患者需停止服用排石药物，并应使用抗生素。

（2）饮水排石。碎石后，患者需要每天饮用 3 000 ～ 5 000 mL 白开水。根据患者身体状况增减术后饮水量及次数。一般推荐每天饮水 2 500 ～ 3 000 mL（相当于矿泉水 5 ～ 6 瓶）或以上，平均分配于全天的各个阶段，但注意睡前、餐后及夜晚各饮 1 次，注意保持每天尿量达 2 000 mL 以上，以达到稀释机体代谢的尿液和冲洗尿路的作用，因其可促进肾盂和输尿管的蠕动，这样更有利于结石及时随尿排出。但此法并非适用于所有患者，例如，肾绞痛发作的患者当天就不宜加大饮水量。

（3）体位排石。患肾上极肾盏、输尿管结石的患者在碎石后应取立位，可适当做跳跃运动。患肾中盏、肾盂结石的患者在碎石后取侧卧位，卧向健侧。医者轻拍患者肾区，帮助患者将碎石排出体外。患肾下盏结石的患者取头低臀高位卧向健侧，轻拍腰部或做弯腰运动。患肾脏较大结石（直径大于 1. 5 cm）的患者在碎石后，取平卧位，限制活动，使结石碎片慢慢排出，以防石街形成。患输尿管下段结石的患者适当运动，将臀部抬高，使碎石颗粒疏散后陆续被排出体外。指导相应的个体化体位活动以帮助排石。

（4）循经排石。患肾部多发性结石及输尿管难治性结石的患者可配合循经排石与总攻疗法相结合的方法，促使结石排出。采用以上方法来综合排石，一般比仅依赖中药排石的时间缩短 2 ～4 周，且排净率明显提高。

（5）运动排石（图 8 –1）。科学的运动方式可以促进排石，主要有以下依据：①根据不同部位结石的受力特点及尿路自然走行的曲线特征；②根据体外冲击波碎石术时结石的分散情况、碎石颗粒的多少和大小、实施冲击波能量的高低等，评估结石排出的难易度，以增减或调节相应个体的体位运动。

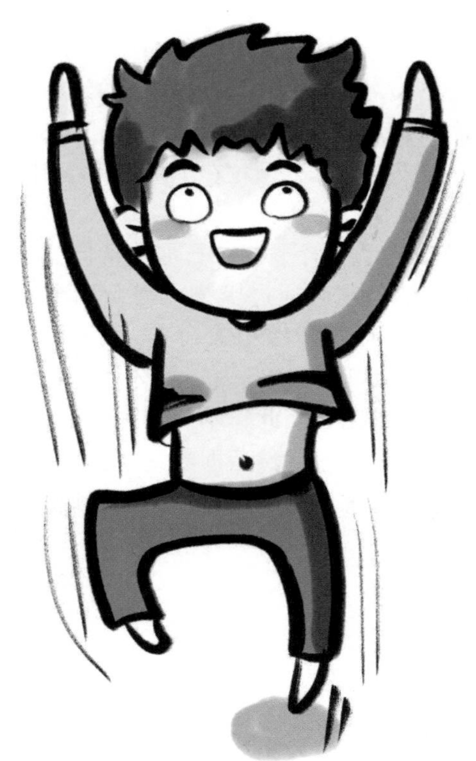

图 8 –1　运动排石

A. 术后视个体及排石进度来限制运动：①肾、输尿管结石体外冲击波碎石术后当天（尤其是以肾绞痛就诊，或同侧肾和输尿管多发结石，或血象较高患者）除了不宜服用排石药物，均不宜急于采取积极的体位运动；②若当天有较多结石碎粒排出或仍有绞痛发作，则次日仍不急于活动，待排出一部分结石或没有特殊不适后，逐渐增加顺行活动强度，以避免短时间内碎粒结石排出过多，导致输尿管局部碎石的堆积而形成石街，堵塞输尿管，应让结石碎粒有序地排出体外；③若检查证实输尿管石街已形成，应该指导患者增加顺行活动，再辅以药物排石治疗。若仍不能排出，则择机进行复碎或输尿管镜取石等。

B. 饮水应在体位活动前。一般在选取体位运动前，先一次性饮水500～1 000 mL，10～15 min 后进行相应的个体体位运动。

C. 肾上中盏、肾盂及输尿管结石体位活动。肾上中盏、肾盂及输尿管结石在体外冲击波碎石术后宜选择顺行运动，即坚持直立跳跃，如跳绳、蹦台阶、摇摆机上抖动等。跳跃运动后，休息时，宜健侧侧卧位（马蹄肾结石碎后，患者应取俯卧位，使结石处于盏颈的正上方，可借助结石自身重力来顺利排出），每天 2～6 次。如果肾、输尿管的结石较大，因碎石后结石碎粒数量较多，术后宜取患侧卧位休息 2～3 天，以减慢结石排出的速度，避免输尿管形成石街，或避免碎石颗粒在下降过程中引起输尿管平滑肌强烈收缩，从而导致肾绞痛发作。

D. 肾下盏结石体位活动。肾下盏结石取头低脚高逆流体位，如倒立或膝胸卧位，这样有利于结石顺利通过盏颈。与此同时，需轻拍患侧腰部区域，促使碎石能顺尿流向肾盂方向移位。

E. 膀胱结石体位活动。膀胱结石因一般体积都比较大，且大部分数患者伴有不同程度的下尿路梗阻，因此，术后排尿前，宜先采取侧卧位或俯卧位，使结石颗粒离开膀胱的后壁，然后即刻站立起来。结石会随体位改变而下落，此时改为站立位，增加腹压后排尿，让结石颗粒排出体外。

临床实例篇

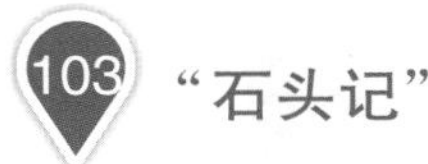

103 “石头记”

47 岁的男性患者赵某在两年前经常感觉到右侧腰部出现的阵发性胀痛，他认为这对自己的生活没有太大影响，未予以重视，也未做系统检查。这种情况断断续续地持续了 2 年后，赵某仍感到右腰疼痛难忍，便到医院泌尿外科就诊。检查结果提示，赵某的右肾有多发结石（图 9－1 和图 9－2），且肾积水情况严重，必须马上施行手术。此刻，医院引进的高科技数字影像诊断技术发挥了作用。在平片、血管造影、静脉数字造影（图 9－3）等影像技术的配合下，拍出的影像清晰地显示赵某多发性尿路结石的位置、血管分布和走向，这为医生的术前准备提供了详尽的影像资料。

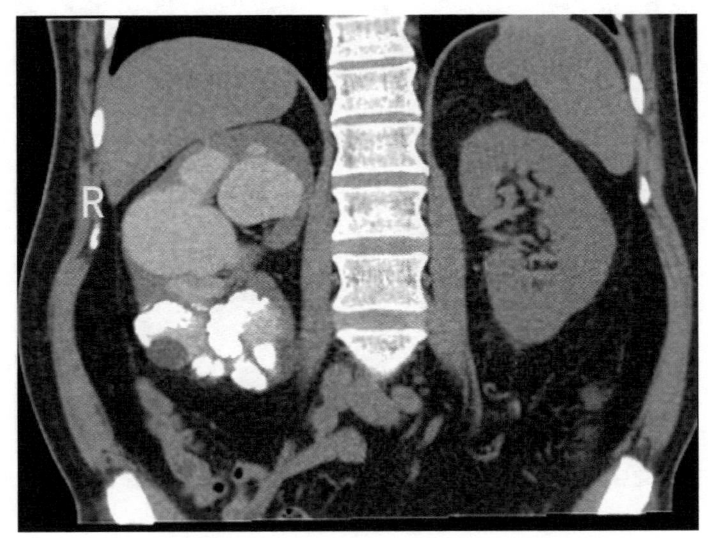

右肾内具高密度影，为尿路结石所在的区域

图 9－1　泌尿系统平片－1

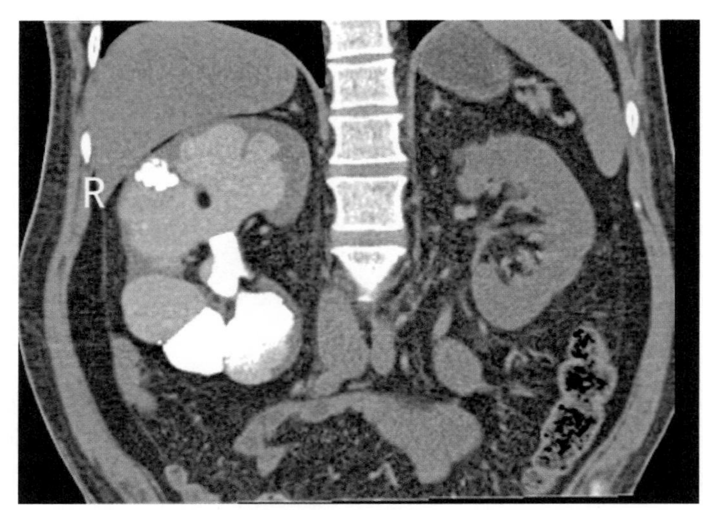

右肾内具高密度影，为尿路结石所在的区域

图9-2 泌尿系统平片-2

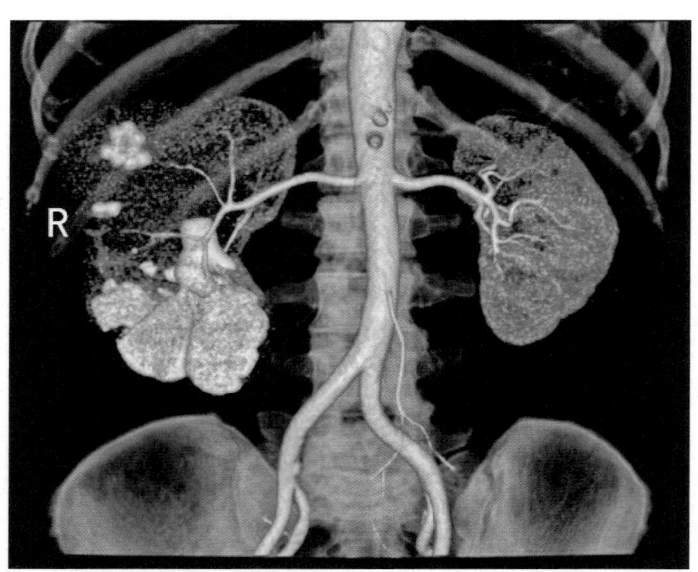

三维重建后，提示右侧肾结石的位置及其与周围组织关系，血管走行清晰可见

图9-3 静脉数字造影

为了减少手术对患者造成的损伤，并结合患者情况，医生决定采用微创的手术方式：行右侧微创，经皮肾镜取石，由泌尿外科主任主刀。他带领的

手术团队在超声的引导下，在 11 ～ 12 肋骨外侧缘穿刺进入，建立工作通道，置入输尿管镜。为了通畅取石通道，他们先将其右侧肾盂内一大小约为 4.5 mm×3.0 mm 的铸型结石用钬激光击碎。数千颗速效救心丸大小的小丸状结石在超声碎石清石器吸引力的作用下喷涌而出，沿着清石系统流入存石瓶。排石过程中，由于结石数量过多，几次堵塞了吸引管路。主任提及，这就像先把堵着的瓶塞打开，瓶子里面的石头就好清理了。泌尿外科手术团队在主任的带领下，确认所有可见肾盏的结石全部被取净，才结束手术。整台手术共用时 190 min，患者的出血量仅为 30 mL。

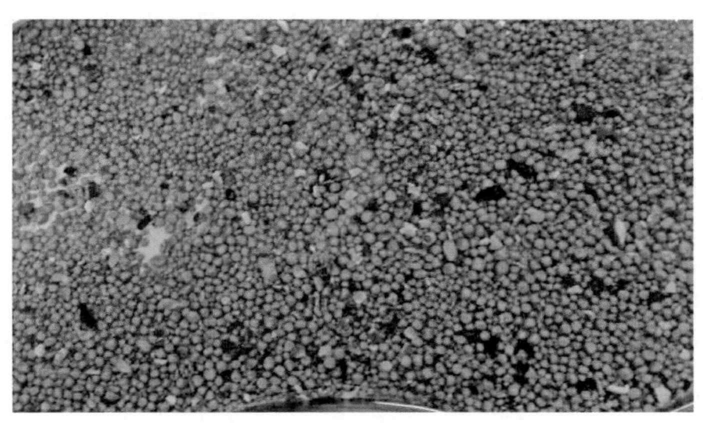

图 9－4　从患者体内取出的大量结石

“这么多的结石集中在一个人身上非常罕见，从医这么多年我也是第一次碰到。”主任说，“这次手术，医院新引进的碎石清石系统发挥了大作用，以往清理结石主要靠手术医生用手一点点地冲洗，像结石这么多的患者至少要八九个小时才能全部清理干净，而新引进的碎石清石器在碎石的同时通过吸引力将石头吸出，安全高效，不仅极大地减短了手术时间，也将患者所受创伤大大减小。”

该病例提示，患者由于没有按时体检，身体不适也不及时就诊，造成结石越来越多，情况越来越严重。他的肾盂已经被结石堵塞，尿液潴留，右肾严重积水。而长期肾积水会造成肾皮质变薄，久而久之，肾脏的功能就会丧失。幸运的是手术还算及时，总算将他的右肾保住，对今后的肾功能和生活影响较小。如果恢复情况良好，赵某在手术 1 周后就可出院。

 高风险、高难度的复杂性肾结石手术

2016 年 7 月，某医院泌尿外科收治了一位来自湖南的双肾结石患者，其复杂的病情和多次手术治疗史都预示着，这次是对该医院微创经皮肾取石手术水平的巨大考验。

57 岁的男性患者张某，出现双侧间断性腰痛已经有 2 年，被多家医院诊断为双肾多发结石，其中，右肾为铸型结石，结石长满了右肾盂和各个肾盏。左肾先后做过 2 次手术，一次为开放手术，另一次为经皮肾取石手术，但是都没有把结石彻底取尽，仍残留部分结石难以取出。2016 年 6 月，张某来到该医院，希望将右侧结石和左侧肾残余结石取出。由于病情复杂，手术难度大，该院表示需要邀请广州的专家来完成手术，但这需要时间来安排。住院期间，张某通过媒体得知该医院的李医生为一位患者取出上千颗结石后，慕名前来。

医生们详细地了解病情后，也深感此病例病情复杂，手术难度和风险都很大，遂进行疑难病例讨论。他们认为，此为肾多发结石，右侧存在巨大肾铸型结石，左侧肾脏已经做过 2 次手术都没能取净结石，说明手术取石难度大，难以一次取净。

在图 9－5 和图 9－6 中，可见双肾多发结石，其中，右肾为铸型结石。同时，患者的结石还是大肠埃希菌（一种很难治疗的细菌）培养阳性的结石，属于高风险的感染性结石。一旦术中细菌毒素被吸收进入血液循环，可能产生败血症，后果十分严重。综合分析后可知，该病例属于高风险、高难度的复杂性肾结石，也属于泌尿外科最高手术级别的 4 级手术。经过讨论，全科确定了手术方案，决定先治疗右肾结石。由于结石太大，合并感染，手术时间不宜过长，因此，预计 2 次手术才能将结石取净，建议先取右侧肾结石，下次手术再治疗左肾残石。与患者及家属沟通后，他们也对二次手术的手术方案表示认可。

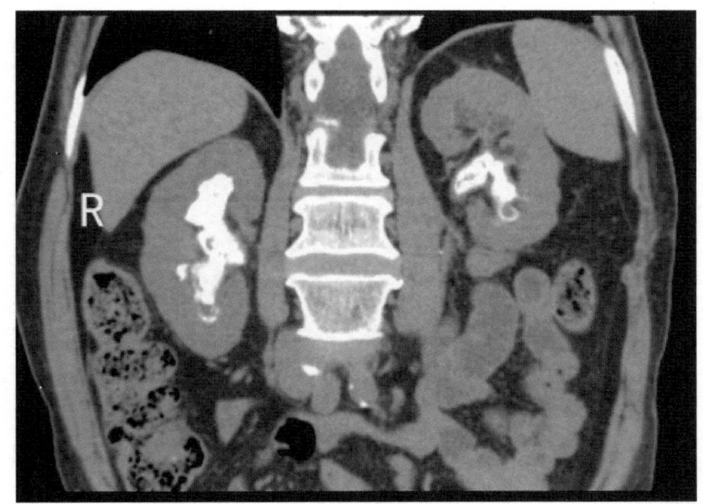

图 9 –5　下腹部冠状面

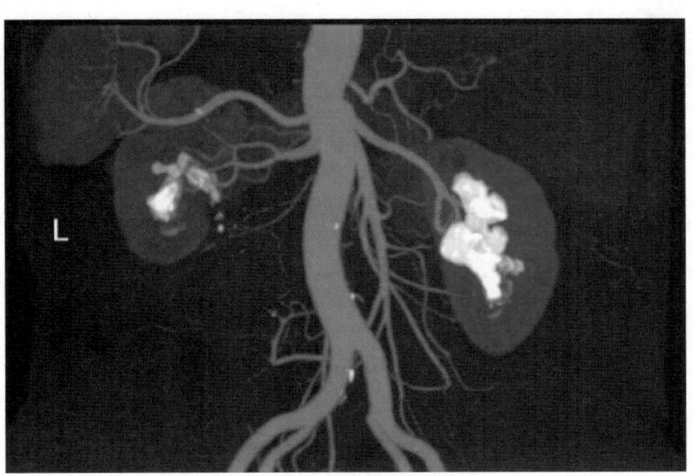

图 9 –6　静脉肾盂造影

2016 年 7 月 17 日，医生们在全麻下为患者做了经皮肾取石术，用最新引进的超声碎石清石系统，仅用了 35 min 就把结石碎并吸出，再仔细检查各个肾盏并冲洗干净。由于手术时间短，术中采用低压冲洗碎石来清石，手术顺利，术后患者安全返回病房，无出血，无发热，病情平稳，第二天就恢复排气和进食，术后复查，平片 X 线结果（图 9 –7）显示患者双肾结石基本无残留。

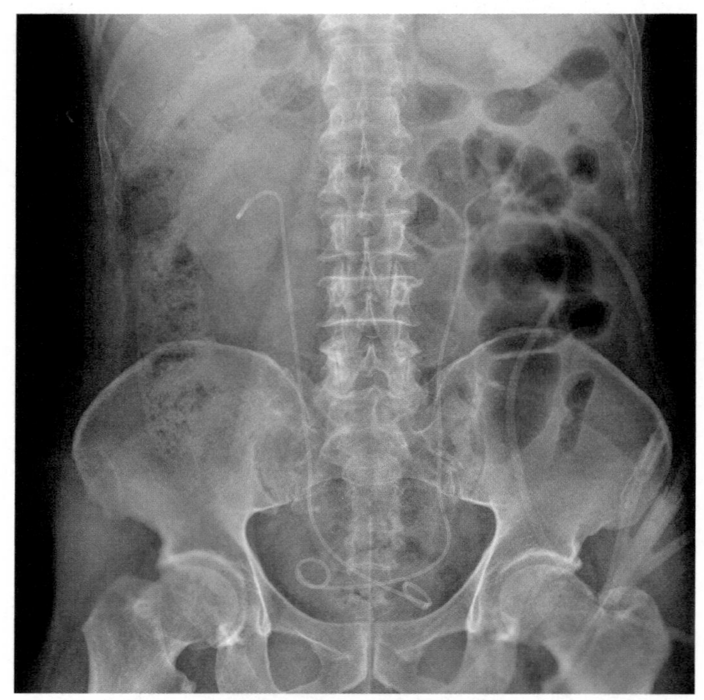

图9-7　术后复查的平片结果

这样的结果完全出乎医生和患者家属的预料。预计要做4 h的手术仅仅用了35 min来完成，预计要2次才能完成的手术1次即可完成。术后复查X线平片，结石基本无残留。医生们高兴地说，这是一次高难度、高风险的挑战，10年的手术经验加上高效率的先进设备使他们创造了奇迹。

105 以钬激光碎石术奋战输尿管顽石

2016年4月，某医院的泌尿外科收治的一名男性患者自诉几年前因肾绞痛发作，曾在外院被诊断为“左输尿管结石”，口服中药却未见排石，疼痛缓解后，一直没有复诊。直至1月前，突然发现尿液中排出1个长约1 cm的“肉团”，令他困惑不已。1周前，出现血尿症状。超声及静脉肾盂造影检查结果（图9-8）显示左输尿管下段近输尿管口处有产1枚较大的纺锤形结石，体积约为2.5 cm×0.8 cm，合并左肾重度积水，ECT结果提示左肾功能已明显受损。

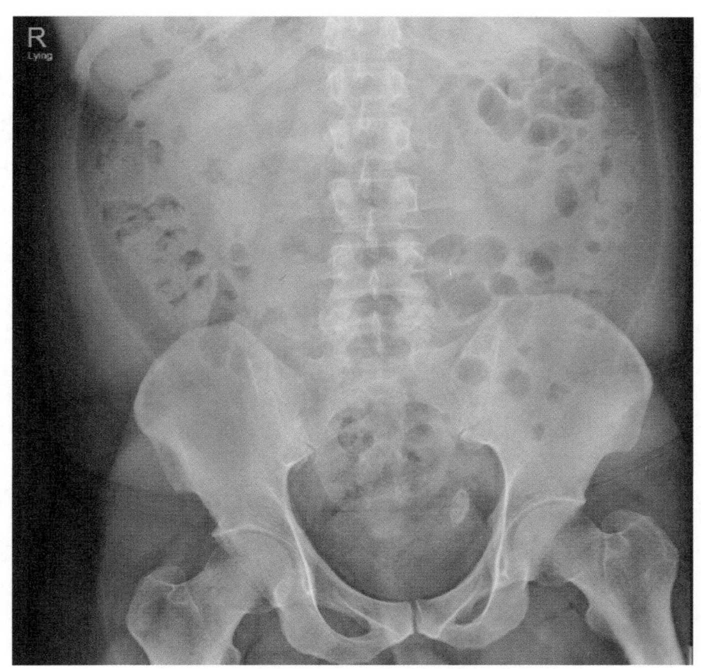

KUB 平片的白色高密度影示结石体积较大

图 9－8　静脉肾盂造影检查结果

由于结石体积较大，药物排石无效，不宜行体外冲击波术。经泌尿外科专家组讨论后，决定给患者实施输尿管镜下左输尿管结石钬激光碎石术。

术中，输尿管镜进入膀胱后，发现左输尿管口漂浮着多个带蒂的条状物，长 0.5～1.0 cm 不等，就像章鱼的“触手”。进一步入镜发现，输尿管下段 3.0 cm 范围内还有多发性条状物。因患者做的是硬膜外麻醉和蛛网膜下腔麻醉，患者在术中处于清醒状态，他通过电视荧屏上看到这一幕表示震惊，在场的手术室护士也表示相当罕见。从医 20 余年的段医师一眼便认出这是输尿管息肉，并判定结石便“窝藏”在这些息肉的上方。进一步探查发现，结石几乎将输尿管完全堵塞，这正是导致左肾重度积水的原因。结石质地很硬，段医师用钬激光将结石一点点地击碎，直至结石呈泥沙样，并将之冲出输尿管，然后用钬激光将输尿管口的息肉切除，留置双 J 管和尿管，在 2 h 内便完成手术。用微创的方式去除了患者多年的“顽石”，解除了输尿管梗阻，也避免了开放性手术带来的创伤。

输尿管结石在泌尿外科较为常见，大部分的输尿管结石都是由于肾结石下移至输尿管。结石刺激输尿管黏膜，引发肾绞痛、血尿。有症状的输尿管结石容易引起患者的重视，及时就诊，但表面光滑、形状规则的结石往往令人掉以轻心。一方面，它较少引起较重症状；另一方面，它会造成更严重的尿路梗阻。输尿管结石嵌顿时间一长，会刺激结石周围黏膜炎性息肉生长，结石被息肉包裹，进一步加重梗阻，严重者可导致肾积水、肾功能丧失等。此患者之前在尿液中排出的“肉团”，正是坏死脱落的输尿管息肉。这时候，单纯服用排石药物或行体外冲击波碎石术往往效果都不好，需及时行输尿管镜下碎石术治疗。

输尿管镜钬激光碎石术是一项微创碎石技术，其原理是钬激光产生的能量使光纤末端与结石之间的水汽化，形成微小的空泡，并将能量传至结石，使结石粉碎成粉末状。水吸收了大量的能量，减少了对周围组织的损伤。同时，钬激光对人体组织的穿透深度很浅，仅为 0.4 mm。因此，在碎石时可以做到对周围组织损伤较小，安全较极高。另外，钬激光还具有精确的汽化切割组织功能及凝固止血功能，若发现输尿管息肉，可一并用钬激光切除，出血极少。

106 20 余年的病痛，一朝解决

2016 年 7 月，1 名 50 岁的男性患者就诊于某医院泌尿外科门诊部。他神情焦虑，表情痛苦。接诊的医生一边耐心沟通，一边了解患者病情。据患者自述，他有尿频、尿急的症状，持续了 20 余年，且时常会感到右侧腰痛。但是，一直觉得可以忍受，未做进一步的处理。最近 1 周，症状加重，患者难以忍受，才来医院就诊。在了解了以上情况后，医生安排患者做了尿常规和泌尿系 B 超检查。结果显示，患者双肾多发结石（右侧 4.5 cm × 1.9 cm，左侧 0.8 cm × 0.5 cm）；由于右侧巨大的结石，右肾已经产生局限性积液；患者膀胱里也存在巨大的膀胱结石，约为 6.5 cm × 4.5 cm。如此巨大的膀胱结石解释了为什么患者被尿频、尿急困扰如此之久。幸运的是，患者双侧输尿管未见明显扩张，但是尿常规检查结果显示患者尿液中白细胞增多且存在隐血（++），这就提示患者存在尿路感染。

医生通过 2 项简单的检查就明确了患者的病情。在医生的细心解释与安慰下，患者已经不再像刚来时那般的焦虑，也听从了医生的建议，同意入院去做进一步治疗。患者入院后，主治医师为其安排了进一步的检查，发现患者的病情相当复杂：患者右肾结石伴肾盂积水；左肾结石；膀胱结石，同时，有尿路感染（图 9 - 9 和图 9 - 10）。医生们研究决定，先对患者实施抗感染治疗，待感染得到控制后，再处理患者的肾结石，膀胱结石的处理可以延后。这本是较稳妥的方案，但患者却希望一次解决病痛，不想再受二次手术的痛苦。这给医生出了一道难题。医生们在保证手术安全的前提下，设想了很多手术方案，最终，根据患者病情，决定对其实行全身麻醉下膀胱切开取石及右侧经皮肾穿刺造瘘、碎石取石、置双 J 管术。手术于 2016 年 7 月 13 日开始，虽然患者的病情复杂，但在全科医生的通力合作下，凭借精湛的医术、先进的设备，还有确实可行的手术方案设计，手术得以顺利完成。术后，患者恢复良好，X 线检查结果提示输尿管内双 J 管位置准确且无结石残留。

在图 9 - 9 图和 9 - 10 中，可见双肾多发结石，以及膀胱内如同鸭蛋一样的结石影。

这一结果让患者和家属惊喜，他们难以相信，20 余年的病痛竟然通过一次手术就解决，患者的痛苦和经济负担得以减轻。

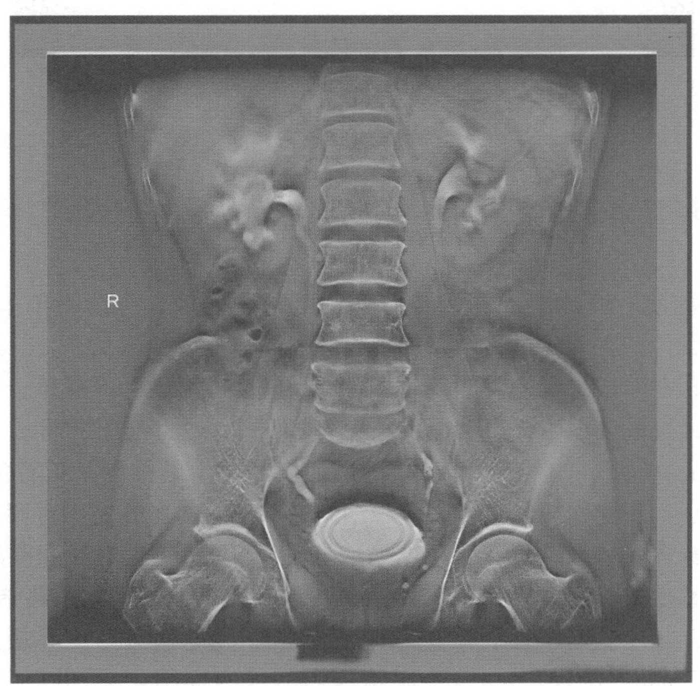

图 9 - 9　X 线结果 - 1

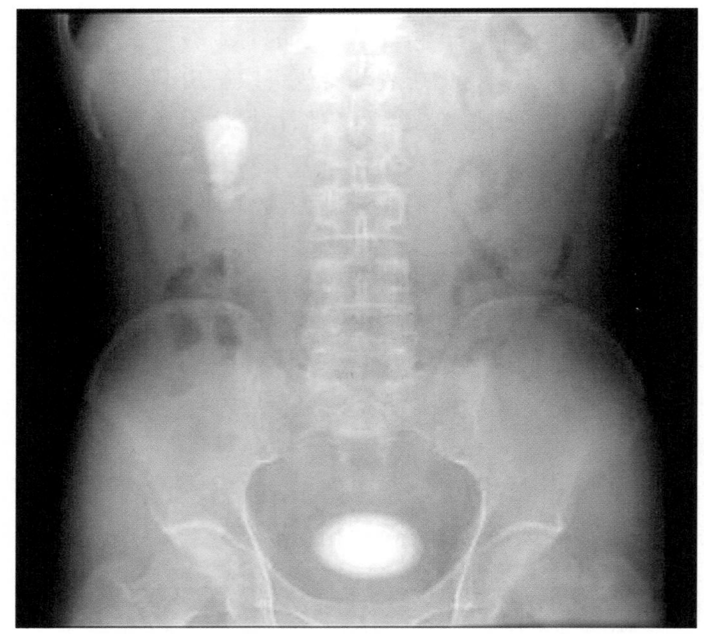

图 9－10　X 线结果－2

107 输尿管镜联合经皮肾镜治疗肾结石合并输尿管结石手术

男性患者，50 岁，因左侧腰腹部反复出现疼痛，持续半年未见缓解，到某医院就诊。在问诊过程中，发现患者有高血压及糖尿病病史。进一步查体时发现，在叩击患者左侧腰部时，患者反映会有轻度的疼痛感；在轻压左侧输尿管经过的区域时，患者也反映会有轻压痛。医生据此推测，患者可能患有尿石症，接下来的辅助检查结果也证实了医生的推测。患者的 B 超检查结果提示：左侧输尿管上段有多颗结石且输尿管扩张，左侧肾存在结石并积水，右肾多发铸型结石。尿常规提示隐血（＋＋），无明显尿路感染。泌尿系统的其他检查正常。患者入院后，为其进一步完善 CT 尿路造影检查，结果提示：其左侧输尿管上段多发结石，一共 4 颗，体积较大，最大的约为 15 mm×13 mm，左肾积水。CT 尿路造影的横断面结果见图 9－11，可见 4 个圆白色亮斑，是结石在其横断面上的显影。

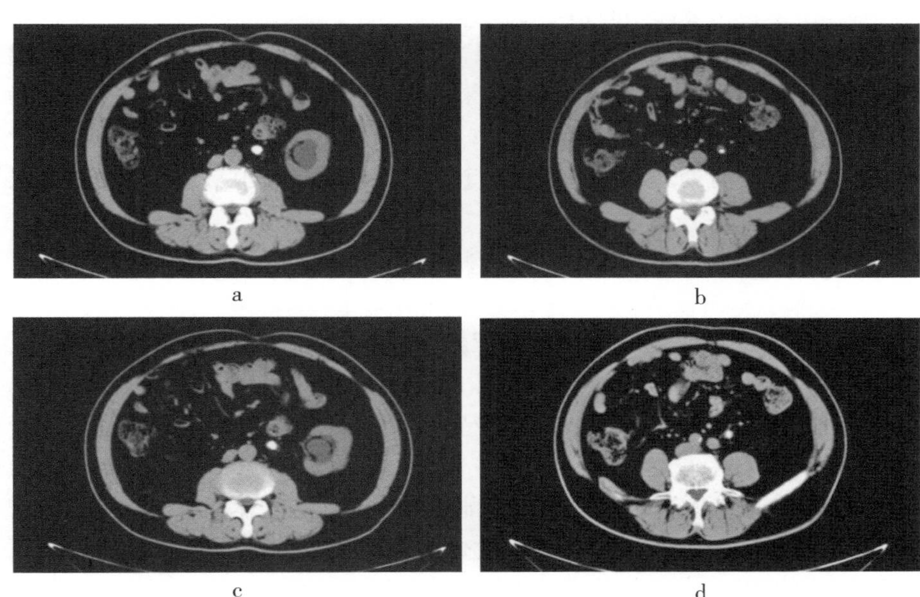

a～ d：不同横断面

图 9－11　CT 尿路造影的横断面结果

冠状面结果见图 9－12。

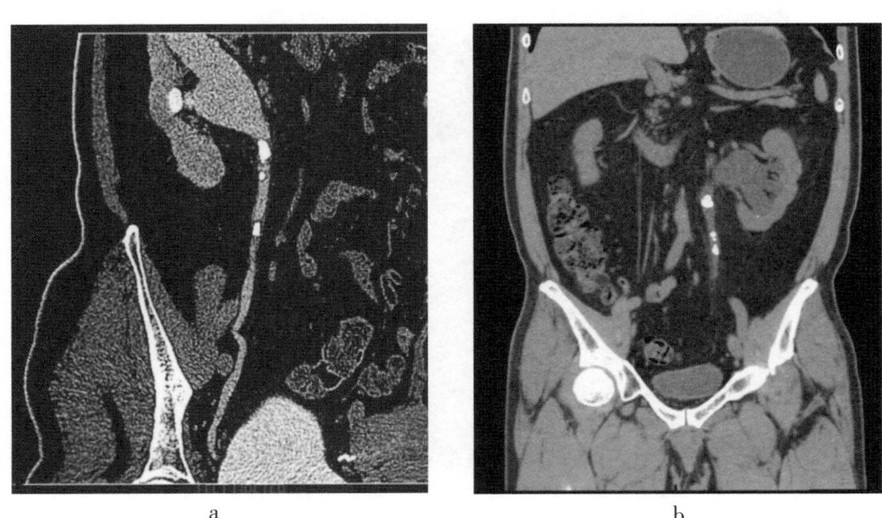

a：左肾结石；b：左侧输尿管上段多发结石

图 9－12　CT 尿路造影的冠状面结果

临床上双侧上尿路结石治疗原则如下。

（1）对于双侧输尿管结石，如果总肾功能正常或处于肾功能不全代偿期，先处理梗阻严重一侧的结石；如果总肾功能较差，处于氮质血症或尿毒症期，先治疗肾功能较好一侧的结石；如果条件允许，可同时行对侧经皮肾穿刺造口，或同时处理双侧结石。这个治疗原则仍坚持由易到难、由主及次的原则。

（2）对于一侧输尿管结石，另一侧肾结石，先处理输尿管结石。

（3）对于双侧肾结石，一般先治疗容易处理且安全的一侧。

（4）对于孤立肾上尿路结石或双侧上尿路结石致急性梗阻性无尿，只要患者情况许可，应及时做外科处理。若患者不能耐受手术，应积极试行输尿管逆行插管或经皮肾穿刺造口术，待患者一般情况好转后再选择适当的治疗方法。

该患者入院检查的结果提示肾功能正常，其症状、体征、尿常规及尿培养结果提示无尿路感染迹象，CTU 检查结果提示左侧输尿管上段多发结石并梗阻上段扩张，共有 4 颗结石（其中较大的为 1.5 cm×1.3 cm），左肾结石并左肾中度积水（1.8 cm×1.0 cm），右肾多发铸型结石，但右肾积水不重，故应优先处理左侧尿路结石，因为其造成明显梗阻，会造成左肾功能持续受损。当然，也可同时处理左肾结石和左侧输尿管结石（图 9－13）。

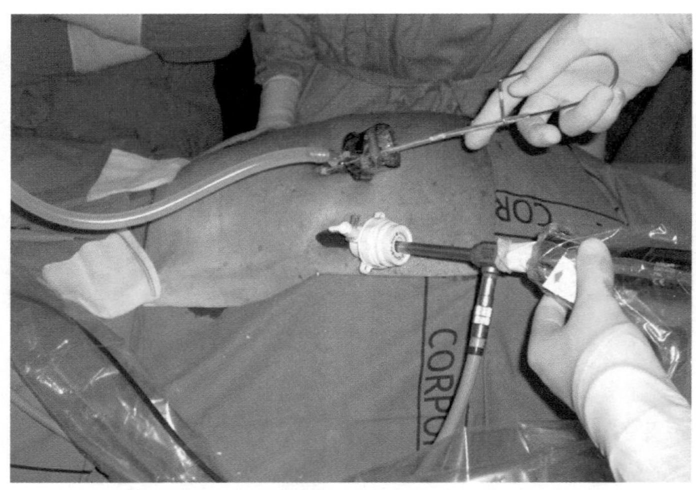

图 9－13　腹腔镜下左侧输卵管切开取石术

经过全科讨论，并与患者沟通后，初步提供3种治疗方案供其选择。

（1）行腹腔镜下左侧输尿管切开取石术。

此种手术方式只能处理左侧输尿管结石，左肾结石则无计可施，而且左侧输尿管上段结石有上移至左肾的可能，那样的话就需要再次手术方能将结石完全清除。

（2）行左侧输尿管镜碎石取石术或经皮肾镜碎石取石术。

输尿管镜碎石取石术是通过人体自然腔道而进入，体表无伤口，但处理输尿管上段结石最大的缺陷是输尿管结石有很大的上移至左肾的风险。若单纯行经皮肾镜碎石取石术，则左侧输尿管下段结石无法处理。若强行碎石，则会加大出血风险。

（3）行一期输尿管镜联合经皮肾镜取石术，处理左侧输尿管结石合并左侧肾结石。

此种方法优点为：①可同时处理左侧输尿管结石及左肾结石；②结石清除率接近100%；③双镜齐下，可缩短手术时间，保持良好通常灌注，使视野更清晰。

向患者解释病情、手术必要性、手术方式及手术风险后，患者经过慎重考虑，选择了第3种手术方式。手术体位选择截石右侧斜仰卧位。

术中肾镜及输尿管镜镜下视野画面见图9－14。

输尿管镜联合经皮肾镜将左肾结石及输尿管结石完全清除。整个手术持续时间为40 min。

术后，复查肾－输尿管－膀胱摄影，结果提示，左肾及左侧输尿管结石无残留且左侧输尿管支架位置良好，见图9－15。

术后患者恢复良好，术后5天即拔造瘘管并康复出院。

输尿管镜联合经皮肾镜一期治疗输尿管结石伴肾结石不但安全可行，且术后并发症少，缩短手术时间。此法治疗尿路多发结石的清除率高，结石基本无残留，损伤小，是治疗尿路多发结石的理想选择。

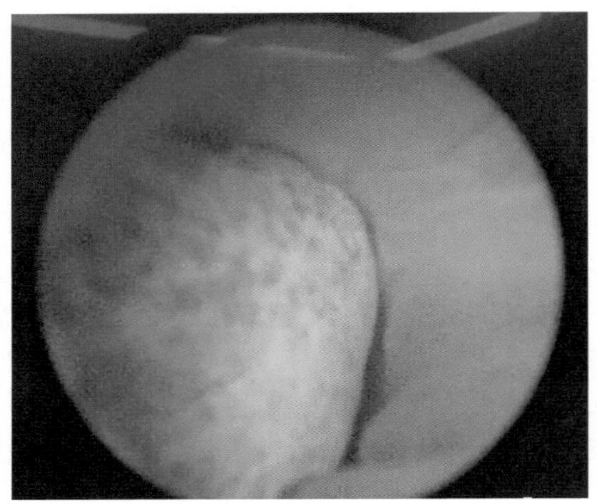

a

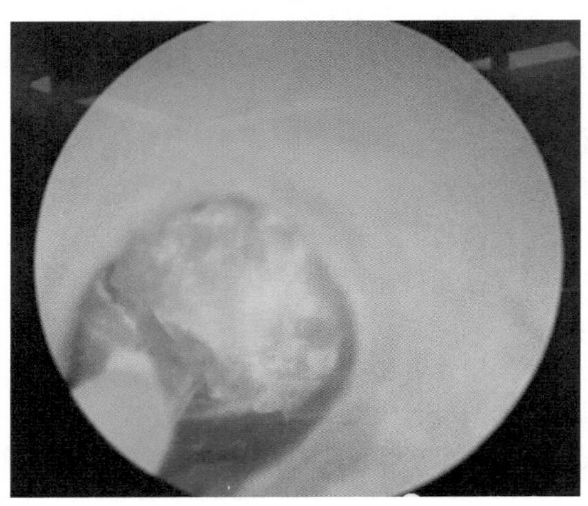

b

a、b：肾镜及输尿管镜下的不同视野

图9－14　术中镜下视野

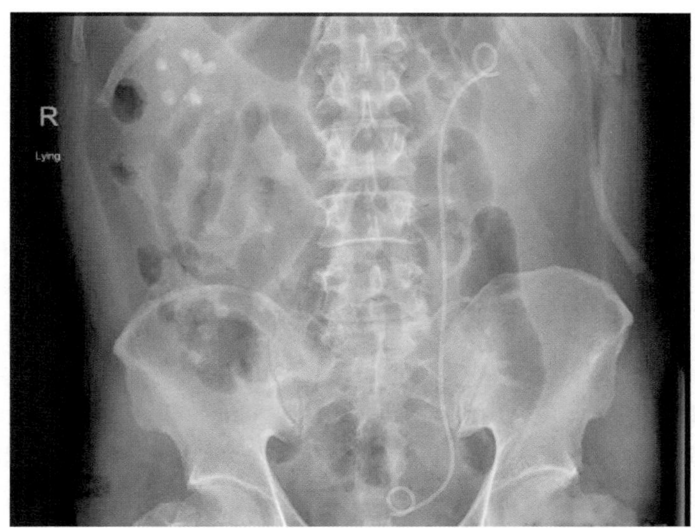

图 9－15　复查肾－输尿管－膀胱

参考文献

[1] 谷现恩．尿石症的诊断与治疗［M］．北京：人民卫生出版社，2008：161－169．

[2] 曾家元，杨蓉，张龙，等．185 例尿路结石患者结石成分及分布特征分析［J］．重庆医学，2016，45（36）：5165－5167．

[3] FREDRIC L，ELAINE M，ANDREW P．Idiopathic hypercalciuria and formation of calcium renal stones．［J］．Nat Rev Nephrol，2016，12：519－533．

[4] 李国来，杨立新．家族性肾结石的遗传分析［J］．中国优生与遗传杂志，2013（10）：132．

[5] SAEED R，MARGARET S，WILLIAM G，et al. Kidney stones［J］．Nat Rev Dis Primers，2016，2：16008．

[6] 陈冠林，邓晓婷，高永清．饮用水水质及饮水量与肾结石的相关性研究［J］．重庆医学，2013，42（4）：426－428．

[7] 鲁功成．现代泌尿外科学［M］．武汉：湖北科学技术出版社，2003．

[8] MONICE S C，MARGARET S．Medical management of renal stones［J］．BMJ，2016，352：i52．

[9] SORENSEN M D，CHI T，SHARA N M，et al. Activity，energy intake，obesity，and the risk of incident kidney stones in postmenopausal women：a report from the Women's Health Initiative．［J］．J Am Soc Nephrol，2014，25：362－369．

[10] 陈孝平，汪建平．外科学［M］．8 版．北京：人民卫生出版社，2013．

[11] WEIN A J，KAVOUSSI L R，NOVICK A C，et al．Campbell-Walsh Urology［M］．10th ed．Philadelphia：Saunders Elsevier，2011．